Dr F. SÉMERIL

DE LA FACULTÉ DE MÉDECINE DE PARIS
EX-INTERNE DES HOPITAUX DE NANTES
EX-INTERNE PROVISOIRE DES HOPITAUX DE PARIS

Le Plexus Rénal

Son Rôle dans l'Œdème Brightique et quelques Symptômes des Néphrites

PARIS
J.-B. BAILLIÈRE ET FILS
19, rue Hautefeuille, 19

1901

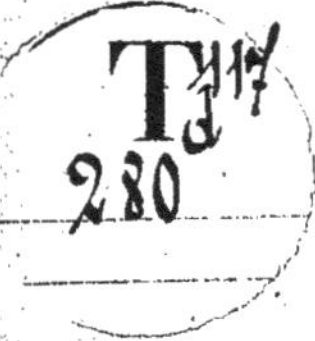

LE PLEXUS RÉNAL

SON ROLE DANS L'ŒDÈME BRIGHTIQUE ET QUELQUES SYMPTOMES DES NÉPHRITES

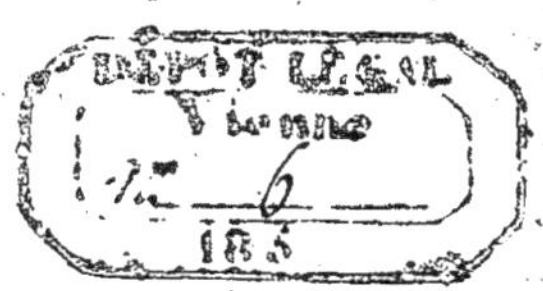

Dr F. SÉMERIL

DE LA FACULTÉ DE MÉDECINE DE PARIS
EX-INTERNE DES HOPITAUX DE NANTES
EX-INTERNE PROVISOIRE DES HOPITAUX DE PARIS

Le Plexus Rénal

Son Rôle dans l'Œdème Brightique et quelques Symptômes des Néphrites

PARIS
J.-B. BAILLIÈRE ET FILS
19, rue Hautefeuille, 19

1901

LE PLEXUS RÉNAL

SON ROLE DANS L'ŒDÈME BRIGHTIQUE
ET QUELQUES SYMPTOMES DES NÉPHRITES

INTRODUCTION

Il nous a semblé qu'il était, dans la pathogénie des divers symptômes des néphrites, un facteur dont on n'avait pas jusqu'ici assez tenu compte : nous voulons parler du rôle joué par les nerfs du rein participant secondairement aux lésions du parenchyme rénal.

Dans ce court travail, nous avons cherché, sur les conseils de notre excellent maître M. le Docteur Klippel, à mettre en relief l'importance de ces lésions nerveuses dans la pathogénie de certains symptômes que présentent les brightiques, en particulier de l'œdème.

Les expériences aujourd'hui classiques de Ranvier ont depuis longtemps montré le rôle important que joue le système nerveux dans la production de l'œdème, et indiqué pour ainsi dire la voie vers laquelle devaient s'orienter les recherches pour parvenir à expliquer les variétés si diverses d'œdème que nous offre la clinique. Quelques cas isolés, cités par M. le Professeur Potain, avaient prouvé que certaines particularités de l'œdème rénal nécessitaient l'intervention du système nerveux. M. le Docteur KLIPPEL décrivait à son tour des lésions très nettes du plexus rénal qu'il avait observées chez deux malades atteints de néphrite chronique et cherchait à rapporter à ces lésions la cause de plusieurs symptômes observés chez ces brightiques durant leur maladie. Pendant les quelques mois que nous avons passés dans son service comme interne provisoire, notre Maître nous fit part de ses recherches sur ce point et nous proposa d'en faire le sujet de notre thèse. Dès lors, nous nous mîmes à chercher dans la littérature médicale s'il n'était pas fait mention de cas semblables ou analogues à ceux cités par M. le Professeur POTAIN et à examiner parmi les malades brightiques du service ceux dont les symptômes tendraient à prouver une action nerveuse imputable à une irritation des plexus rénaux.

Nous avons divisé notre travail en plusieurs parties ; après quelques mots sur les caractères variés avec lesquels se présente en clinique l'œdème brightique, nous examinons aussi brièvement que possible les théories variées émises sur sa pathogénie.

Un deuxième chapitre est consacré à démontrer le rôle que joue l'action nerveuse dans la production de l'œdème rénal, et à définir autant que possible la nature de cette action.

L'étude des différents symptômes qu'on peut rattacher à la même influence nerveuse fera l'objet d'un troisième chapitre.

Nous essaierons enfin, dans un dernier et court chapitre, de préciser, dans la symptomatologie des néphrites, la part qui revient, au point de vue pathogénique, à l'action nerveuse pure et celle qui relève de l'auto-intoxication par insuffisance rénale.

Nous n'ignorions pas, en entreprenant ce travail, combien la tâche était au-dessus de nos forces, et nous aurions reculé devant la difficulté, si nous n'avions eu pour encourager nos efforts les utiles et bienveillants conseils que notre excellent Maître, M. le Docteur Klippel, n'a cessé de nous prodiguer. Nous regrettons que le temps trop court passé dans son service comme interne provisoire ne nous ait pas permis de mettre plus longtemps à profit sa haute érudition et sa grande expérience. Nous sommes heureux de le remercier ici de tout ce qu'il a fait pour nous, et lui en témoignons notre plus vive reconnaissance.

Nous adressons à MM. les Professeurs de l'École de médecine de Nantes ainsi qu'à MM. les Médecins et Chirurgiens des hôpitaux de Nantes nos meilleurs remerciements pour le précieux enseignement qu'ils nous ont donné pendant nos premières années d'études.

A MM. Delens et Babinski, qui nous ont fait l'honneur de nous accueillir comme externe dans leur service, nous offrons l'assurance de notre meilleur souvenir.

Nous prions M. le Professeur Debove qui nous a fait le grand honneur d'accepter la présidence de notre thèse d'agréer l'assurance de notre parfaite gratitude.

CHAPITRE PREMIER

Caractères cliniques et théories pathogéniques de l'œdème rénal.

I. — CARACTÈRES CLINIQUES DE L'ŒDÈME RÉNAL

Entrevue peut-être par les anciens auteurs, l'existence des hydropisies d'origine rénale a été bien démontrée pour la première fois par Richard BRIGHT. L'illustre médecin anglais décrivit, en 1826, la maladie que l'on désigne depuis sous le nom de mal de BRIGHT et démontra la relation intime existant entre les œdèmes et l'existence de lésions rénales. Les anatomo-pathologistes cherchèrent après lui à dissocier cette entité morbide ; mais nous n'avons pas ici à nous occuper de la question d'unité ou de pluralité des lésions brightiques ; qu'il nous suffise de reconnaître que les néphrites dites parenchymateuses ou épithéliales s'accompagnent plus fréquemment d'œdèmes que les néphrites interstitielles, que ceux-ci sont plus accentués dans la première variété que dans la seconde.

C'est en général au sein du tissu cellulaire sous-cutané que se montre tout d'abord l'œdème brightique ; dans certains cas cependant, l'œdème du larynx ou un œdème aigu du poumon ont pu constituer les premières manifestations hydropiques du mal de BRIGHT.

L'œdème brightique possède quelques caractères cliniques spéciaux qui tiennent surtout à sa localisation.

Au contraire de l'œdème cardiaque qui débute par les malléoles, en remontant progressivement vers l'abdomen, l'œdème rénal apparaît généralement vers les parties du corps les plus élevées; on le voit se manifester tout d'abord par du gonflement des paupières, surtout appréciable le matin au réveil, ou encore par de la bouffissure de la face. Parfois, c'est aux mains, aux doigts, dont les mouvements sont gênés, que débute l'œdème. Un des faits les plus fréquemment observés, c'est de voir l'œdème être tout d'abord unilatéral et, quand il devient bilatéral, il reste assez souvent beaucoup plus accentué d'un côté que de l'autre.

Dans nos observations, nous donnons plusieurs exemples de ce fait. Nous en avons vu un cas des plus nets chez un malade du service de M. le Docteur Faisans, à l'Hôtel-Dieu. Il s'agissait d'un bacillaire albuminurique présentant des signes de néphrite. Les deux membres inférieurs étaient œdématiés, mais le membre gauche l'était beaucoup plus que le droit, ainsi qu'en témoignent les mesures suivantes.

	Membre inférieur gauche.	Membre inférieur droit.
	Circonférence.	
A 10 cent. au-dessus de la malléole interne..............	22 cent. 1/4	21 cent.
A 20 cent. au-dessus de la malléole interne..............	28 —	25 —
Genou.....................	40 —	35 —
10 cent. au-dessus du sommet de la rotule................	39 —	34 —
20 cent. au-dessus du sommet de la rotule................	46 —	40 —
Racine de la cuisse..........	52 — 1/2	47 —

L'articulation du genou présentait à gauche une hydarthrose abondante ; celle du côté droit était normale.

Le membre supérieur du côté gauche était notablement œdématié; absence complète d'œdème sur le membre supérieur droit.

	Côté gauche.	Côté droit.
5 cent. au-dessus de l'apophyse styloïde du radius........................	16 cent.	14 cent. 1/2
10 cent. au-dessus..................	18 —	15 —
Pli du coude......................	27 —	22 — 1/2
5 cent. au-dessus du pli du coude....	25 —	18 —
15 — — —	21 —	19 —
20 — — — ...	21 —	21 —

Enfin, ce malade présentait un épanchement liquide assez abondant dans sa plèvre gauche, — rien de semblable à droite. A noter encore que la bouffissure de la face était notablement plus accentuée sur la joue gauche que sur la joue droite.

Un autre caractère de l'œdème brightique, c'est de rester parfois localisé en un point du corps. La région génitale par exemple. Chez l'un de nos malades, l'œdème, qui apparut à plusieurs reprises, était très accentué sur le prépuce ; il existait aussi, mais beaucoup plus léger, sur le membre inférieur gauche ; le malade ne présentait aucune lésion locale, balanite, chancre ou écoulement urétral permettant d'expliquer la localisation de l'œdème à cette région.

Des faits analogues ont été rapportés par plusieurs auteurs. Rosenstein (1) cite un cas de mal de Bright où le prépuce était le siège exclusif de l'infiltration. Il rappelle aussi un cas de Fenger où le gonflement pendant toute la

(1) Rosenstein. Traité pratique des maladies des reins (traduction de M. Cothenheit et Labadie-Lagrave). Paris, 1876.

maladie resta localisé au cordon spermatique, de sorte qu'au moment de l'entrée du malade à l'hôpital on crut avoir affaire à une hernie inguinale.

M. Rendu (1) cite deux faits: l'un de M. Huchard, l'autre de M. Gougenheim dans chacun desquels les grandes lèvres étaient l'unique point du corps qui fût tuméfié.

Cette unilatéralité que présente parfois l'œdème souscutané dans les affections rénales a été signalée aussi dans les hydropisies viscérales du mal de Bright. Le malade de M. Faisans n'avait d'hydrothorax et d'hydarthrose que du côté gauche.

Fabre (de Marseille) signale dans une de ses cliniques un cas d'œdème du poumon localisé au sommet droit ayant fait croire à l'existence d'une tuberculose pulmonaire chez un brightique.

Enfin nous possédons plusieurs observations de rétinite unilatérale survenue au cours de néphrites. Dans l'une (observ. V), la rétinite coïncida avec un gonflement de la joue correspondante, la joue droite chez une femme atteinte d'albuminurie à la suite d'une contusion rénale droite. La seconde (observ. IX) a trait à une néphrite parenchymateuse ayant donné lieu à un œdème prédominant à droite et à une rétinite du même côté. Dans le troisième cas, une rétinite unilatérale, du côté gauche, fut observée chez un jeune soldat atteint de néphrite parenchymateuse, chez lequel l'autopsie démontra qu'il n'existait qu'un seul rein situé à gauche (obs. X).

Nous avons, dès le début de ce travail, tenu à préciser ces différentes particularités que peut présenter l'œdème des brightiques, particularités que ne peut expliquer au-

(1) Rendu. Thèse d'agrégation. Paris, 1878.

cune des théories pathogéniques que nous allons maintenant très brièvement examiner.

II. — DIFFÉRENTES THÉORIES PATHOGÉNIQUES DE L'ŒDÈME BRIGHTIQUE.

Depuis Rich. Bright, l'œdème brightique est considéré comme un œdème d'origine dyscrasique, c'est-à-dire lié à une altération du sang, à une modification de la « crase sanguine ».

Restait à déterminer en quoi consistait cette dyscrasie du mal de Bright.

Hypoalbuminose.— On incrimina tout d'abord l'hypoalbuminose du sang, résultant des pertes incessantes d'albumine subies par l'organisme. A cette théorie s'opposent les faits cliniques d'albuminurie sans œdème et d'œdème sans albuminurie (1).

Henoch cite le fait d'un enfant qui, arrivé à la période de desquamation de la scarlatine, fut pris d'anarsarque ; il n'existait pas traces d'albumine dans les urines ; cependant de violents accès convulsifs survinrent au bout de quelques jours et l'albuminurie apparut. L'enfant mourut et on trouva à l'autopsie une néphrite parenchymateuse.

Hydrémie. — Pour Grainger-Stewart, Bartels, l'œdème du mal de Bright serait le résultat d'une accumulation d'eau dans le sang, d'une sorte de pléthore aqueuse résultant elle-même d'une diminution de la quantité des urines.

Cette théorie de l'œdème par hydrémie s'appuyait surtout sur les expériences de Hales et Magendie, qui ren-

(1) Colleville, De l'anasarque sans albuminurie. —Thèse de Paris, 1885.

daient des chiens hydropiques, en leur injectant une grande quantité d'eau dans les veines ; mais, comme le fit remarquer Claude BERNARD, cette injection produisait non seulement l'hydrémie, mais encore une augmentation notable de la pression sanguine et une altération des globules rouges, double cause favorable à la production de l'hydropisie. Si, pour éviter ces deux causes d'erreur, on pratique avant l'expérience une saignée à l'animal et si l'on injecte une solution légèrement chlorurée pour éviter l'altération des globules rouges, il ne se produit aucun œdème. L'expérimentation et la clinique prouvent en outre que la compression ou la ligature des uretères est exceptionnellement suivie d'anasarque.

Comment enfin concilier cette théorie avec les faits d'œdèmes survenant chez des brightiques dont la quantité d'urines est normale ou même supérieure à la normale. FABRE (1) cite le cas d'une femme albuminurique qui présenta de la céphalalgie, de la tendance au coma et chez laquelle apparut en même temps un œdème limité de la cuisse droite. Or, fait remarquer cet auteur, ces phénomènes sont survenus au moment où l'oligurie avait, sous l'influence du traitement, disparu depuis quelques jours, et à laquelle avait succédé une polyurie avec élimination d'urée supérieure à la normale.

Rétention dans le sang de substances toxiques. — Ont été successivement incriminés l'urée, l'acide urique, les matières colorantes et toutes les nombreuses substances toxiques de l'urine.

(1) FABRE (de Marseille), De l'action multiple des néphrites sur le cœur et, par le système vaso-moteur, sur la circulation capillaire.— *Clinique médicale— Gazette des Hôpitaux.* Paris, 1884.

Récemment, certains auteurs se sont préoccupés du rôle que pourrait jouer la suppression de la sécrétion interne du rein dans les maladies de cet organe et seraient disposés à lui attribuer la production de l'œdème brightique ; mais la question est loin d'être encore résolue et ce n'est là en somme qu'une simple hypothèse.

Quelle que soit, du reste, l'influence dyscrasique qui détermine l'œdème dans les néphrites, il est un caractère clinique de cet œdème que la dyscrasie est impuissante à expliquer, c'est sa localisation spéciale, soit à une partie du corps, soit à un seul organe, point important sur lequel nous avons dès le début attiré l'attention.

L'action dyscrasique est la même des deux côtés ; le sang qui circule dans les membres droits est le même qui circule dans les membres gauches.

Il ne peut être question d'attribuer cet accentuation de l'œdème d'un côté à une action purement mécanique résultant du décubitus du malade : nous nous sommes assurés que de tous les malades qui présentaient cette particularité, et que nous avons examinés, aucun ne se couchait de préférence sur le côté le plus œdématié. Il est donc absolument nécessaire, pour expliquer d'une façon satisfaisante, cette inégalité dans la répartition de l'œdème rénal de faire intervenir un autre facteur, l'action nerveuse.

La connaissance des œdèmes d'origine nerveuse remonte à 1869, époque où les mémorables expériences de Ranvier vinrent démontrer l'inexactitude des faits admis alors à cette époque, savoir : que la ligature des veines suffisait à produire des œdèmes.

Dans un mémoire présenté à l'Académie des Sciences (1), Ranvier démontra que ni la ligature de la veine fémorale, ni celle de la veine cave inférieure n'étaient suivies d'œdème des membres inférieurs, que, si à cette ligature on ajoutait la section du nerf sciatique, l'œdème se produisait immédiatement dans toute la zone innervée par ce nerf. Ces expériences ouvraient un horizon nouveau à la pathogénie des œdèmes ; elles montraient la part importante dévolue au système vaso-moteur dans la production des hydropisies. Reprises plus tard par Boddaert, Henri, Bott, ces expériences ont donné entre les mains de ces auteurs des résultats identiques ; elles ont été confirmées plus récemment par MM. Roger et Josué (2), qui ont constaté que la ligature des trois veines auriculaires d'un lapin ne produit aucun œdème : la section simultanée des nerfs sensitifs ne modifie pas le résultat ; mais l'extirpation du ganglion cervical supérieur du grand sympathique provoque un œdème qui, déjà manifeste une demi-heure après l'opération, disparaît au bout de deux ou trois heures.

Ces œdèmes nerveux expérimentaux sont fréquemment réalisés en clinique ; tels sont les œdèmes succédant à des blessures des nerfs, œdèmes dont la thèse de Mougeot renferme de nombreux exemples; tels sont encore les œdèmes que l'on voit survenir chez les hémiplégiques et occuper le côté paralysé.

Citons encore les cas « d'œdème aigu de la peau (3) »,

(1) Comptes-rendus de l'Académie des Sciences, 1869.

(2) Roger et Josué, Pathogénie de l'œdème. — Comptes-rendus de la Société de biologie, 27 juillet 1895.

(3) Courtois-Suffit, Œdème aigu de la peau, *Gazette des hôpitaux de Paris*, 1899.

« d'œdème angio-neurotic » (1) que l'on peut rapprocher des œdèmes observés chez les hystériques.

Il s'agit, dans ces différents cas, d'œdèmes qui sont manifestement sous la dépendance de troubles vaso-moteurs : or pour nous, l'œdème rénal est aussi, dans une certaine mesure, le résultat d'une action vaso-motrice; nous essaierons de le prouver dans le chapitre suivant.

(1) Strubing, Œdème angio-neurotic, *Zeitschr. far klin. Med.* Berlin, 1885.

CHAPITRE II

L'Intervention nerveuse dans la Pathogénie de l'Œdème brightique.

I. — NÉCESSITÉ D'UNE INTERVENTION NERVEUSE

La nécessité de faire intervenir le système nerveux pour expliquer certaines particularités de l'œdème rénal a été signalée, pour la première fois, par M. le professeur Potain, qui publia en 1883 (1) plusieurs observations de contusions rénales unilatérales s'accompagnant d'hémianasarque. En 1897 (2), M. le professeur Potain, traitant de nouveau cette question, s'exprime de la façon suivante : « Le système nerveux intervient également dans la pathogénie des œdèmes liés aux altérations des reins. La disposition de l'œdème dans les néphrites traumatiques en est une preuve évidente. J'ai dans mon souvenir un certain nombre de cas d'œdèmes unilatéraux accompagnant une albuminurie consécutive elle-même à une contusion du rein : un danseur tombe sur la région lombaire droite, a une hématurie, puis de l'albuminurie et une anasarque unilatérale droite ; un homme tombe dans

(1) *Gazette des hôpitaux*, 1883. Des anasarques unilatérales consécutives aux contusions du rein.

(2) *Bulletin médical*, 10 février 1897. Clinique médicale, professeur Potain. Des œdèmes nerveux et arthritiques.

un escalier, sur le rein droit, devient albuminurique et présente un œdème limité à la main droite et à la moitié correspondante de la face ; un autre malade a un œdème du côté gauche après une chute sur le rein gauche. Ainsi, dans ces différents cas, l'œdème s'est localisé du côté où existait la lésion rénale ; cette localisation ne peut s'expliquer que par l'intervention du système nerveux qui seul se distribue symétriquement de chaque moitié du corps. »

Nous relatons à la fin de ce travail un certain nombre d'observations de néphrites consécutives à des contusions rénales. Dans quatre de ces observations (obs. I, II, IV), l'œdème fut rigoureusement unilatéral, occupant le côté du rein contusionné. Dans deux cas (obs. III, VI), l'œdème, bien que généralisé, était notablement plus accentué à gauche, côté du traumatisme, et il persista de ce côté, alors qu'il avait disparu partout ailleurs.

Ces observations sont excessivement intéressantes ; elles constituent en effet de véritables expériences de laboratoire. L'unilatéralité de l'œdème, dans ces cas, tient à ce que la néphrite traumatique est unilatérale et une action réflexe seule peut expliquer un tel phénomène. Si, dans les néphrites toxiques ou toxi-infectieuses, l'œdème est bilatéral, c'est que, dans ces cas, les deux reins sont toujours touchés. Mais ils peuvent ne pas être pris simultanément ou également et l'on conçoit parfaitement que l'œdème apparaisse tout d'abord du côté correspondant au rein le premier malade, ou qu'il soit plus prononcé du côté où la lésion rénale est le plus accentuée. Ainsi donc, qu'il s'agisse d'une néphrite traumatique unilatérale ou de néphrite infectieuse bilatérale, la localisation des œdèmes nous paraît être la conséquence d'une action nerveuse réflexe, partie des nerfs rénaux irrités en même temps que l'est le parenchyme rénal lui-même.

II. — ROLE QUE JOUENT LES PLEXUS NERVEUX EN PATHOLOGIE

Avant d'aller plus loin, nous tenons à faire remarquer que le rôle que nous attribuons au plexus rénal n'est pas sans précédent en pathologie. Ilest de règle au contraire que les nerfs d'un organe participent au processus morbide de cet organe, et il n'est pour ainsi dire aucune affection dont quelque symptôme ne soit pas rattachable à une participation du réseau nerveux dépendant de l'organe lésé. Nous nous permettrons de citer quelques exemples : les accès d'*angor pectoris* et les poussées congestives du côté des poumons que présentent certains malades atteints d'aortite et qui relèvent des lésions secondaires des plexus aortiques. Telles sont encore la dyspnée asthmatique due à la participation des nerfs broncho-pulmonaires,la glycosurie due à celle des nerfs pancréatiques.

Un autre exemple nous est fourni par les cas de congestion pulmonaire s'accompagnant de dilatation du cœur droit et d'insuffisance tricuspidienne, cas que l'on observe assez fréquemment au cours d'affections abdominales, la colique hépatique, les lésions intestinales, la hernie étranglée (Verneuil), les lésions utéro-ovariennes. M. le professeur Potain, à qui nous devons la connaissance de ces faits cliniques, en a donné l'explication vérifiée expérimentalement par MM. Arloing, Morel, François-Frank, et a montré qu'il s'agissait d'un spasme de nature réflexe des vaisseaux sanguins du poumon ; ce spasme déterminant une augmentation de pression dans le cœur droit et consécutivement la dilatation de ses cavités et une insuffisance tricuspidienne. Il nous faudrait passer en revue la pathologie tout entière; contentons-nous de signaler encore la maladie d'Addison, affection dans laquelle la part qui relève de l'action nerveuse est très distincte de celle due à la cachexie par destruction capsulaire; c'est à l'irritation des nerfs péri-capsulaires qu'il faut rapporter les douleurs lombaires, les vomissements et même la pigmentation caractéristique du syndrôme addisonnien; les lésions du sympathique abdominal et des ganglions semi-lunaires ont d'ailleurs été fréquemment observées dans cette affection.

III. — LES LÉSIONS DU PLEXUS RÉNAL DANS LES NÉPHRITES

Les exemples précédents montrent assez le rôle important que jouent les plexus nerveux dans la symptomatologie et la pathogénie des différentes affections. Le rein ferait-il donc exception aux règles générales? Jusqu'ici l'attention des auteurs n'a pas été attirée sur les altérations des nombreux filets nerveux qui entourent l'artère et la veine rénales au cours des lésions soit aiguës, soit chroniques des reins.

C'est à notre maître, M. le Docteur Klippel, que revient le mérite d'avoir le premier signalé les lésions que l'on peut rencontrer au niveau des nerfs rénaux, dans les néphrites (1). Nous laissons la parole à notre Maître pour définir ces lésions.

(1) Klippel, Du rôle et des lésions du plexus rénal dans les néphrites, in *Gazette hebdomadaire de médecine et de chirurgie*, mai 1897.

« Après dissection des nerfs qui, au niveau du hile, entourent les artères et les veines rénales, nous avons constaté que ces nerfs étaient constitués par des fibres à myéline, à gaines étroites et par des fibres du grand sympathique. Ces dernières présentent, sur leur trajet, soit des ganglions constitués par un grand nombre de cellules nerveuses typiques, soit des cellules de même nature, formant des traînées de quelques éléments seulement. Tous ces nerfs et leurs cellules ganglionnaires offraient des lésions inflammatoires et dégénératives avec hyperhémie vasculaire intense. » Notre Maître fait observer avec juste raison que la constatation de ces lésions nerveuses n'a d'autre but que de prouver l'irritation dont le plexus rénal est le siège. « Des lésions dégénératives, observées au niveau des nerfs, et d'ailleurs accompagnées d'un processus irritatif, n'ont en effet d'importance que comme révélant l'excitation des plexus rénaux qui seule peut commander les actions à distance, tandis que la dégénérescence constatée isolément ne pourrait rien expliquer. »

Depuis que ces lignes ont été écrites, notre Maître, continuant ses études sur les lésions du plexus rénal dans les néphrites, n'a pu voir que se confirmer l'exactitude de ses premières recherches. Outre les deux cas qui font l'objet du mémoire de M. le docteur Klippel et que nous rapportons à la fin de ce travail, nous possédons trois observations ou l'examen histologique des nerfs rénaux a pu être pratiqué : dans deux cas, il existait des lésions dégénératives très nettes des fibres nerveuses ; dans l'autre, il n'existait que de l'atrophie simple des tubes nerveux.

Nous ne nous arrêterons pas plus longuement sur ces lésions, que nous n'invoquons ici que comme témoignage de l'irritation dont les nerfs du rein sont habituellement le siège dans les néphrites ; nous disons habituellement, car nous n'avons pas la prétention de soutenir que tous les cas de lésions rénales s'accompagnent de lésions des nerfs rénaux ; mais nous voulions faire remarquer que l'hypothèse d'une irritation des nerfs rénaux n'est pas une hypothèse purement gratuite, qu'elle repose sur des faits anatomo-pathologiques bien constatés.

IV. — MÉCANISME DE L'ŒDÈME RÉNAL RÉFLEXE

Nous allons maintenant examiner comment une action réflexe partie du rein peut donner naissance à l'œdème. Nous ne reviendrons pas sur les expériences de Ranvier et d'autres physiologistes qui toutes démontrent suffisamment la réalité des œdèmes déterminés par une paralysie vaso-motrice, soit directe, soit réflexe.

Or, tout le monde connaît l'extrême fréquence des réflexes vaso-moteurs; l'excitation de tous les nerfs centripètes est susceptible d'en provoquer et parmi les nerfs centripètes, il faut comprendre non seulement les nerfs sensitifs, mais tous les nerfs des viscères qui, comme le poumon, le cœur, l'estomac, l'intestin, ne donnent pas lieu à des sensations, mais plutôt à des actes réflexes. Comme pour tous ces organes, l'irritation des nerfs rénaux peut donc donner naissance à des réflexes vaso-moteurs. Quant à déterminer la voie centripète de ce réflexe, il est fort probable qu'il suit le chemin du grand sympathique. D'après Vulpian cependant qui, après section des pneumogastriques, aurait trouvé des filets nerveux dégénérés parmi les nerfs rénaux, on peut penser que quelques filets centripètes gagnent directement les centres cérébro-spinaux à travers le nerf vague ; mais la majeure partie est constituée par des fibres du grand sympathique gagnant les nerfs rachidiens par les rameaux communicants et passant ensuite dans les racines postérieures. On sait que les centres vaso-moteurs sont échelonnés sur toute la hauteur de l'axe bulbo-médullaïre, l'excitation partie des nerfs rénaux retentit sur ces centres pour produire une vaso-dilatation périphérique. On est plus embarrassé pour savoir comment se fait cette réaction des centres vaso-moteurs ; deux opinions sont en présence. S'agit-il d'une mise en activité des vaso-dilatateurs, comme le suppose Strubing (1), opinion basée sur un chien dont il avait sectionné le lingual, excitait le bout périphérique de ce nerf et produisait de l'hyperhémie et de l'œdème de la langue. S'agit-il, au contraire, d'un phénomène d'inhibition, comme l'admet Brown-Séquard, inhibition portant sur l'action des vaso-constricteurs et produisant par conséquent une vaso-dilatation paralytique? C'est là un point sur lequel il ne nous est pas permis d'émettre une opinion.

Nous n'avons envisagé jusqu'à présent que le rôle joué par l'excitation des nerfs rénaux dans la production de l'œdème ; c'est là, en effet, le point principal que nous avons cherché à mettre en lumière. Mais l'on pourrait se demander pourquoi, si l'excitation des plexus rénaux peut donner naissance à de l'œdème, il n'en serait pas de même de l'excitation des autres plexus nerveux viscéraux. Or, la clinique, en venant démontrer la réalité de

(1) Strubing, Œdème angio-neurotic. — *Zeitschr. f. klin. Med.*, Berlin, 1885.

cette supposition, fournit en même temps une preuve de plus à la théorie que nous soutenons.

Nous avons eu la bonne fortune de trouver plusieurs observations, l'une d'un de nos maîtres, M. le Professeur HERVOUET (1), de Nantes, dans laquelle un œdème unilatéral succéda à un pneumothorax unilatéral ; les autres de M. le professeur POTAIN, dans lesquelles l'utérus fut le point de départ du réflexe qui donna naissance à l'œdème. La première, reproduite tout au long à la fin de ce travail, a trait à un malade manifestement tuberculeux, qui, à la suite d'un pneumothorax du côté droit, remarqua que les sueurs qui occupaient habituellement la totalité du corps se localisaient d'une façon évidente sur le côté droit ; puis, au bout de quelques jours, apparut un œdème véritable qui se limita à toute la moitié droite du corps (face, membres, thorax, abdomen) ; cet œdème disparut au bout de quelques jours. Les urines n'étaient pas albumineuses ; au cœur, il existait un bruit de souffle de caractères peu nets et n'ayant aucune signification pathologique.

A côté de cette observation fort intéressante, nous en mentionnons plusieurs autres citées par M. le Professeur POTAIN, dans ses leçons cliniques (2).

Dans un cas, il s'agissait d'une malade présentant quelques symptômes d'hystérie et atteinte d'un gonflement des jambes indolent, remontant jusqu'aux genoux ; ni le cœur, ni les reins n'étaient pris, de telle sorte qu'on pouvait craindre qu'il n'y eût chez elle quelque état ca-

(1) Un cas d'œdème unilatéral, par M. le Dr HERVOUET, in *Journal de médecine de l'Ouest*, 1885.

(2) *Journal de médecine et de chirurgie pratiques* novembre 1881. [Clinique de M. le professeur POTAIN, hôpital Necker.

chectique. Cependant, comme elle avait quelques lésions du côté de l'utérus, cette dernière affection fut traitée tout d'abord, et lorsqu'elle fut guérie, l'œdème disparut aussi très rapidement.

Chez une autre femme, il se produisait, au moment des règles, de l'œdème des membres supérieurs et inférieurs qui disparaissait ensuite. Il ne s'agissait pas là d'une simple bouffissure, mais bien d'un œdème véritable. Dans une leçon sur l'anasarque de cause nerveuse (1), le Professeur POTAIN cite plusieurs observations intéressantes d'œdèmes apparus en dehors de toute influence dyscrasique; nous rapportons seulement le cas suivant : il s'agit d'une femme enceinte de huit mois et demi qui a eu des vomissements au début de sa grossesse, vomissements qui ont reparu depuis quinze jours. A ses deux grossesses antérieures, cette femme a éprouvé les mêmes phénomènes. Elle est assez bien portante, sauf une grande pâleur, une bouffissure assez notable de la face et un certain gonflement des jambes. Le ventre présente un développement normal. Il n'existe aucune compression des veines pouvant déterminer une gêne circulatoire; le cœur est sain, le fœtus parfaitement vivant; il n'existe pas d'albumine dans les urines.

Ainsi donc, il peut survenir des œdèmes à la suite d'irritation nerveuse partie de points variés, du plexus pleuro-pulmonaire dans un cas, du plexus utérin dans plusieurs observations, et enfin des plexus rénaux dans les néphrites traumatiques.

Pour résumer en quelques mots ce que nous pensons

(1) *Gazette des hôpitaux*, février 1882. — De l'anasarque de cause nerveuse. Clinique de M. le Professeur POTAIN, hôpital Necker.

de la pathogénie de l'œdème rénal, nous dirons que cette pathogénie est complexe, que l'œdème qui survient au cours des lésions rénales, bien que de nature dyscrasique, est aussi, dans une certaine mesure, un œdème vaso-moteur d'origine réflexe, le point de départ de ce réflexe étant les fibres du plexus rénal irritées.

Nous allons, dans le chapitre suivant, examiner les quelques autres symptômes que l'on peut, dans le tableau clinique du mal de Bright, rattacher à cette même influence nerveuse réflexe.

CHAPITRE III

Rôle du plexus rénal dans quelques autres symptômes des néphrites.

Ces symptômes, indiqués par M. KLIPPEL dans son mémoire (1), nous paraissent être :

1° Les douleurs lombaires ;

2° La pollakiurie ;

3° La polyurie et la glycosurie intermittente ;

4° A ces symptômes, on peut ajouter un accident, observé parfois au cours de la néphrite interstitielle : la mort subite.

Nous allons étudier chacun d'eux successivement.

I. — DOULEURS LOMBAIRES

Les douleurs lombaires constituent un symptôme fréquemment observé au début ou au cours des lésions rénales; elles sont parfois le symptôme révélateur d'une néphrite venant compliquer une affection aiguë. La douleur lombaire est signalée dans beaucoup d'observations de néphrite que nous avons parcourues, et nous l'avons nous-même rencontrée chez la plupart des brightiques que nous avons examinés.

La douleur lombaire existe tantôt des deux côtés, tan-

(1) KLIPPEL, *loc. cit.*

tôt d'un seul ; le plus souvent le malade accuse une prédominance de la douleur d'un seul côté, et des irradations douloureuses vers le membre inférieur et le testicule correspondant. Or, il résulte des recherches du physiologiste allemand Ernest SCHWALD (1) que le parenchyme rénal ne renferme pas de nerfs sensitifs et qu'il ne se produit aucune réaction quand les excitations ne portent que sur le rein ou la capsule cellulo-fibreuse qui l'entoure. Au contraire, le péritoine, qui avoisine le hile du rein, est doué d'une très grande sensibilité. « En pathologie rénale, dit cet auteur, les processus qui n'intéressent que la substance du rein ne déterminent aucun phénomène sensitif. Au contraire, ceux qui débordent jusqu'à la tunique enveloppante s'accompagnent de manifestations douloureuses, d'autant plus aiguës que le feuillet du péritoine adjacent est lui-même pris avec plus d'intensité. En outre des douleurs violentes font cortège à toutes les maladies qui provoquent des tiraillements pédiculaires, parce que ces tiraillements s'exercent, en somme, sur le péritoine et sur le plexus rénal. » Les reins flottants ainsi que les coliques néphrétiques donnent lieu, en effet, à des douleurs violentes et paroxystiques, siégeant au niveau des lombes et s'irradiant vers les membres inférieurs et la région inguinale en suivant le trajet du cordon spermatique : Ce sont les mêmes douleurs, en somme, avec moins d'intensité peut-être, dont se plaignent les malades atteints de néphrite, et il nous semble très logique d'attribuer ces douleurs à une irritation des nerfs rénaux.

(1) Ernest SCHWALD. Traduit par HÉNOUILLES et BEUGNIES-CORBEAU. Influence du système nerveux sur les glandes rénales. *Annales des maladies des organes génito-urinaires*, 1888.

Ces douleurs se produisent suivant le mécanisme réflexe habituel : tel le point de côté dans les lésions pulmonaires ou pleurales. Les filets viscéraux du sympathique portent les irritations douloureuses dans le segment correspondant de la moëlle, d'où elles s'irradient dans les nerfs périphériques tributaires de ce segment.

II. — POLLAKIURIE

Sous le terme de « pollakiurie », créé par le professeur Dieulafoy, on entend désigner la fréquence des mictions, abstraction faite de la quantité d'urine excrétée par le malade. La pollakiurie est un symptôme fréquent du mal de Bright, d'apparition souvent précoce et par cela même précieux pour le diagnostic.

Dans une thèse (1) sur la pollakiurie dans le mal de Bright, faite sous l'inspiration de M. le professeur Dieulafoy, l'auteur, traitant de la pathogénie de ce symptôme, fait remarquer que la pollakiurie est un trouble non pas de sécrétion, mais d'excrétion, qu'elle constitue par conséquent un phénomène pathologique essentiellement vésical. « La pollakiurie, dit-il, est le résultat de l'excitation de la muqueuse et du plan musculaire de la vessie ; quand le col de la vessie est en cause, à la fréquence des mictions se joint de la douleur. » L'auteur examine ensuite les différentes causes qui peuvent expliquer ces fréquents et impérieux besoins d'uriner des brightiques.

Peut-on, comme le pense M. A. Robin, incriminer une altération de la muqueuse vésicale, produite par des

(1) Guesdron (André). De la pollakiurie dans le mal de Bright. — Thèse de Paris, 1882.

changements de composition de l'urine? Nous pensons, avec l'auteur déjà cité, qu'une telle opinion n'est guère soutenable. Les deux affections rénale et vésicale peuvent bien se rencontrer chez le même malade ; mais, dans la majorité des cas, l'urine des brightiques est claire, limpide, nullement irritante et rien n'autorise à songer à une lésion vésicale concomitante. La dernière hypothèse que l'on puisse invoquer pour expliquer ce trouble vésical est celle d'une action réflexe partant du rein pour aboutir à la vessie; c'est cette hypothèse que pose, mais sans se prononcer d'une façon catégorique, l'auteur de la thèse déjà citée ; c'est celle que nous admettons.

M. le Professeur Guyon a insisté depuis longtemps sur la solidarité pathologique étroite qui existe entre les différentes parties de l'appareil urinaire : organe sécréteur d'une part et voies d'excrétion de l'autre; c'est ainsi que les calculs du rein provoquent souvent comme premier symptôme une fréquence exagérée de la miction, précédée ou suivie de sensations désagréables; or, dans les cas de lithiase rénale, il est bien évident que le plexus rénal, tiraillé, irrité par le calcul est le point de départ de l'action réflexe qui met en jeu la contractilité vésicale. Nous n'insisterons pas davantage sur ce symptôme; nous pensons qu'il est impossible de voir dans la pollakiurie du mal de Bright et des néphrites autre chose que le résultat de l'irritation du plexus rénal.

III. — POLYURIE ET GLYCOSURIE INTERMITTENTE

La polyurie est un des symptômes habituels du mal de Bright, surtout de la sclérose rénale, où le malade peut rendre tous les jours plusieurs litres d'urine. Dans la néphrite parenchymateuse, la quantité d'urine est généralement diminuée ; mais, comme le fait remarquer M. le Professeur DIEULAFOY, il n'y a pas de règle absolue ; cette quantité peut être normale, parfois même exagérée. La polyurie est un symptôme fréquent de la dégénérescence kystique des reins et, chose assez curieuse, on l'a vue parfois persister longtemps chez des malades, dont les reins n'existaient pour ainsi dire plus en tant que parenchyme.

La polyurie peut aussi succéder à des contusions lombaires ayant intéressé le rein. M. LANCEREAUX en cite plusieurs exemples (1). Un homme fait une chute sur les reins, a une hématurie, puis de la polyurie simple quelques jours après l'accident. GOLDING-BIRD rapporte le fait d'un malade atteint de polyurie qu'il attribue à une chute d'une certaine hauteur sur la région des reins.

Nous donnons à la fin de ce travail plusieurs observations empruntées à la thèse de VÉRET (2), de contusions rénales avec albuminurie, qui donnèrent lieu à de la polyurie, parfois à une légère glycosurie et s'accompagnèrent presque toutes d'une soif intense.

Nous pouvons rapprocher de ces différents cas, ceux que l'on a observés chez des sujets manifestement hystériques (3) et ceux où l'on a vu une polyurie intense succéder à des émotions morales très vives.

Nous citerons enfin, pour terminer, les cas très intéressants de polyurie observés par MM. DEBOVE et RÉMOND (4)

(1) LANCEREAUX. De la polyurie. Thèse d'agrégation. Paris, 1867.
(2) VÉRET. Des troubles de la sécrétion urinaire consécutifs aux contusions lombaires et abdominales. Thèse de Paris, 1882.
(3) GARRIGUE. De la polyurie hystérique. Thèse de Paris, 1888.
(4) *Société médicale des hôpitaux*, 1891 et 1892.

au cours de la sciatique et ceux relatés par MARTIN (1) qui vit la polyurie apparaître chez plusieurs malades à la suite de crises d'angine de poitrine.

Si nous citons tous ces faits, c'est pour montrer que la polyurie peut se montrer en dehors de toute lésion rénale et que le système nerveux est susceptible d'intervenir dans une large mesure dans sa production.

En ce qui concerne la polyurie des brightiques, on la met habituellement sur le compte de l'hypertension artérielle, qui est de règle en effet dans la néphrite interstitielle ; mais il reste à déterminer quelle est la cause de cette hypertension. Serait-elle due à la grande quantité de liquides ingérés par les malades, autrement dit la polydypsie produirait-elle la polyurie ? Cette question a été soulevée et disons aussi résolue depuis longtemps déjà. Les observations de FALK, NEUSEBLER et NAUFER concordent à prouver que la diminution forcée des liquides n'arrête qu'incomplètement la diurèse. D'autre part, les expériences comparatives de PARKES et NAUFER ont montré que dans la polyurie la quantité des urines rendues dépasse la quantité des liquides ingérés. Dans la majorité des cas, l'observation prouve que la polyurie est le phénomène primitif et que la polydypsie lui succède le plus souvent, sinon toujours. La soif est du reste le résultat d'un besoin général. Claude BERNARD a vu que des chiens chez lesquels on a pratiqué une fistule stomacale ne pouvaient parvenir à étancher leur soif. MAGENDIE arrivait à supprimer cette sensation en injectant de l'eau dans le sang de ces animaux. Ainsi donc, pour nous, la polyurie

(1) MARTIN (André). Contribution à l'étude de la polyurie chez les cardiaques. Thèse de Paris, 1899.

n'est pas sous la dépendance de la polydypsie ; la soif est le résultat de la perte abondante de liquides subie par l'organisme et a pour but de maintenir le sang et les tissus à un degré constant d'hydratation.

La cause principale invoquée par les auteurs, à la suite de Traube, pour donner l'explication de l'excès de tension artérielle des brightiques est l'altération scléreuse des capillaires rénaux formant comme un barrage apporté à la circulation. Cette gêne déterminerait une élévation de pression et l'hypertrophie cardiaque compensatrice. Nous sortirions de notre sujet si nous voulions entrer dans la discussion de ces troubles circulatoires au cours des néphrites. M. le Professeur Potain (1), après avoir examiné successivement les différentes causes susceptibles de déterminer l'hypertension artérielle et montré qu'un obstacle apporté à la circulation rénale ne suffisait pas à en donner l'explication, s'arrête à l'hypothèse suivante : cette hypertension artérielle des brightiques serait le résultat d'un spasme de nature réflexe dont le rein serait le point de départ.

« On peut (2), dit M. le Professeur Potain, appuyer cette hypothèse sur ce fait bien constaté que le rein est le point de départ certain de réflexes allant à la périphérie. C'est ainsi que j'ai montré que, dans la lésion unilatérale d'un rein, il se produit parfois une anasarque unilatérale. On peut donc admettre que, dans d'autres cas, il y a un réflexe produisant non plus l'œdème, mais la contracture vasculaire et l'ischémie périphérique. »

(1) Potain. Pathogénie des troubles circulatoires dans le mal de Bright. *Union médicale*, février 1888.

(2) Potain. Pathogénie des troubles circulatoires du mal de Bright. *Union médicale*, février 1888.

Si l'on admet par conséquent que l'hypertension artérielle des brightiques est, dans une certaine mesure, le résultat d'un spasme vasculaire périphérique réflexe à point de départ rénal, la polyurie, qui est la conséquence de cette hypertension, se trouve être aussi indirectement de nature réflexe.

Mais un mécanisme réflexe plus simple peut, il nous semble, expliquer cette polyurie et aussi la glycosurie intermittente, passagère, que l'on observe dans certains cas.

Quand l'illustre physiologiste Claude Bernard eut montré que la simple piqûre d'un point précis du quatrième ventricule entre l'origine des VIIIe et X^e paires suffisait à rendre un animal polyurique et glycosurique, la pathogénie de ces deux symptômes fut fort éclairée par ces expériences. Ainsi se trouvèrent expliqués certains cas de polyurie ou de diabète survenus au cours de lésions bulbaires, de chutes sur la tête, de commotion cérébrale. Mais là ne se borne pas l'enseignement de la physiologie ; les expérimentateurs sont parvenus à produire la polyurie et la glycosurie, sans intéresser la région bulbaire et en produisant des excitations sur d'autres points du système nerveux ; Schiff, par la section des cordons antérieurs de la moelle, des cordons postérieurs, par la lésion du pont de Varole, des pédoncules cérébraux, Thiernesse, en lésant le lobe occipital postérieur d'un chien, et Pavy en liant les nerfs qui accompagnent l'artère vertébrale dans le canal des apophyses transverses, et en enlevant le ganglion sympathique de la partie supérieure du cou.

D'autre part, Marc Laffont, dans sa thèse (1), a bien

(1) Marc Laffont. De la glycosurie considérée dans ses rapports avec le système nerveux. Thèse de Paris, 1880.

montré que la glycosurie pouvait être la conséquence d'une action vaso-dilatatrice réflexe transmise par le bulbe et dont le point de départ est des plus variables. Le point de départ de cette irritation peut être soit la moelle ou le bout central d'un nerf mixte, soit encore le sympathique. Ainsi s'expliquerait pour cet auteur la glycosurie qu'il a constatée chez plusieurs malades atteints d'affections les plus diverses : pneumonie, pleurésie, endocardite, fièvre typhoïde, rhumatisme. Quant au trajet de cette action réflexe, il est ainsi déterminé par Laffont : « L'excitation, partie de la surface de l'endocarde, des terminaisons des nerfs sensibles, des méninges, du poumon, de l'intestin, chemine dans la moelle jusqu'aux centres vaso-dilatateurs ou excito-fonctionnels de la glycogénie hépatique. Ces centres, placés dans le bulbe au-dessous de la petite diagonale du plancher du quatrième ventricule, sont symétriques, distincts et séparément excitables ; ils sont les points de départ de nerfs dilatateurs vasculaires qui cheminent dans la moelle jusqu'à la hauteur de la première paire des nerfs dorsaux, à partir de laquelle peut-être jusqu'à la troisième paire, ils sortent pour se jeter dans le tronc sympathique et de là dans les nerfs splanchniques. » Or rien ne s'oppose, semble-t-il, à ce que les nerfs du rein soient le point de départ d'un réflexe pouvant produire la glycosurie et aussi la polyurie. Nous rappellerons que l'on a vu la polyurie être occasionnée par un calcul du rein, polyurie simple, sans aucune modification des caractères des urines qui puisse faire penser à l'existence d'une pyélite ou d'une néphrite ; cette polyurie était incontestablement liée à une irritation du plexus rénal. Plus rarement, ce réflexe réno-rénal, ainsi que le désigne M. le

Professeur Guyon, donne lieu à de l'oligurie ou de l'anurie.

Quoi qu'il en soit, il nous semble que, dans la pathogénie de la polyurie des brightiques, il y ait lieu de faire intervenir, outre l'hypertension vasculaire, une action réflexe à point de départ rénal ; nous invoquons un mécanisme analogue pour l'explication de la glycosurie observée parfois chez les brightiques.

IV. — MORT SUBITE

La mort subite n'est pas un des accidents les moins redoutables du brightisme, et par mort subite, nous entendons désigner celle qui survient brusquement, soudainement, sans prodrômes. Nous n'avons en vue, ici, ni ces formes rapides d'urémie cérébrale ou respiratoire qui emportent les malades en quelques heures, ni les hémorragies cérébrales qui surviennent fréquemment chez les albuminuriques ou les athéromateux ; nous voulons parler de ces morts soudaines, inexpliquées par l'autopsie, qui, à part l'existence de lésions rénales plus ou moins accentuées, ne révèle le plus souvent que des lésions banales de congestion, bien peu en rapport avec la brusquerie et la gravité des accidents. Divers auteurs ont rapporté des exemples de ce genre de mort.

Friedrichs rapporte l'histoire d'une femme qui mourut subitement en prenant un verre sur le comptoir et chez laquelle l'autopsie révéla seulement l'existence d'un mal de Bright au deuxième dé gré

Lancereaux (1) signale un malade qu'il soignait à la Maison municipale de santé pour une néphrite intersti-

(1) Lancereaux. Art. Néphrite, *in* Dictionnaire encyclopédique.

tielle et qui, en sortant dans la cour, au soleil, s'affaissa tout à coup ; il était mort.

Les deux cas suivants sont rapportés par le professeur Debove (1).

L'un a trait à un homme de 70 ans, paraissant absolument valide et qu'on trouva mort un matin dans son lit. A l'autopsie, on trouva le cerveau normal, les poumons légèrement congestionnés. Le cœur avait un poids total de 520 grammes; il n'existait pas de lésions valvulaires. Chacun des reins pesait 80 grammes et présentait des lésions bien évidentes de néphrite interstitielle.

Le second cas se rapporte à un vieillard de 77 ans, admis à Bicêtre à cause de son âge; il semblait jouir d'une excellente santé ; il se promenait, descendait au réfectoire, jamais il ne se plaignait d'étouffements et jamais il n'eut d'œdème malléolaire. Le 18 mai, étant descendu à déjeuner, il eut une syncope en se mettant à table; on le remonta dans son dortoir, où il eut immédiatement une nouvelle syncope mortelle.

A l'autopsie, aucune lésion du cerveau, ni du poumon. Le cœur pèse 620 grammes, et son hypertrophie porte exclusivement sur le ventricule gauche. Les piliers gauches présentent des lésions scléreuses très évidentes.

Pas d'altération valvulaire. Les deux reins pèsent chacun 170 grammes; ils sont inégaux, bosselés et présentent l'aspect caractéristique de la néphrite interstitielle.

L'un des malades dont M. le Dr Klippel a rapporté l'observation dans son mémoire (2) mourut subitement

(1) Debove et Capitan. Note sur la mort subite dans la néphrite interstitielle, in *Union médicale*. Paris, 1880.

(2) *Gaz. hebd. de médecine et chirurgie*. 1897.

après une crise de tachycardie. Ce malade avait présenté plusieurs crises analogues dans le courant de sa maladie, crises qui coïncidèrent avec une glycosurie passagère, l'examen histologique révéla au niveau des plexus rénaux de ce malade des lésions irritatives et dégénératives des fibres nerveuses.

Il nous semble que l'on peut légitimement rapprocher de ces cas de mort subite ceux que l'on a observés au cours de lésions laryngées, de lésions ou de traumatismes mêmes légers portant sur l'utérus : les médecins légistes signalent des exemples de mort subite survenue au cours de tentatives d'avortement, sans que l'autopsie ait pu montrer la cause évidente de la mort. Il en est de même, pour certains cas de traumatisme sur la région épigastrique ou abdominale, où l'on voit des individus succomber brusquement, sans qu'il soit possible de trouver la moindre lésion viscérale.

Depuis les expériences mémorables de Brown-Séquard sur l'inhibition, le mécanisme de ces morts subites est mieux connu. Ce physiologiste a démontré que les excitations portées sur le sympathique abdominal retentissaient sur le rythme cardiaque par un mécanisme réflexe. — Une excitation légère produit généralement une accélération des mouvements du cœur ; une excitation très forte, l'écrasement des ganglions semi-lunaires, provoque un arrêt du cœur, phénomène qu'il explique par le retentissement de l'excitation du sympathique sur le bulbe, où elle produit sur les noyaux du pneumogastrique une véritable action sidérante. C'est bien là, il nous semble, le mécanisme de ces morts subites, que le point de départ du réflexe inhibitoire soit l'estomac, l'intestin, l'utérus ou le rein.

Nous en avons fini avec l'étude des symptômes que nous attribuons à l'irritation des nerfs rénaux; il nous reste à montrer comment l'action nerveuse se combine à l'action toxique dans la production de ce complexus clinique si varié que l'on appelle urémie.

CHAPITRE IV

De la part qui revient dans le syndrôme « urémie » à l'action nerveuse et à l'intoxication.

De nombreux et récents travaux ont montré que les idées reçues jusqu'ici sur la nature des phénomènes urémiques devaient être profondément modifiées. Il était admis que les altérations du rein déterminaient une diminution de la perméabilité rénale, et que, de cette diminution, résultait la rétention de substances toxiques non éliminées, rétention qui était la cause des phénomènes urémiques. Nous n'insisterons pas sur les savantes et intéressantes recherches entreprises sur la perméabilité rénale dans les néphrites. Ces recherches ont conduit M. BERNARD (1) aux conclusions suivantes :

1° La perméabilité rénale n'est pas uniformément diminuée dans toutes les néphrites; il y a des néphrites à reins perméables et des néphrites à reins imperméables;

2° Il n'y a pas de relations nécessaires entre l'existence de phénomènes urémiques et celle de l'imperméabilité rénale ; c'est-à-dire qu'on peut observer des reins imper-

(1) L. BERNARD. Les fonctions du rein dans les néphrites chroniques, in *Presse medicale*, 17 février 1900.

méables, sans qu'il existe de phénomènes urémiques et qu'on peut observer ces phénomènes alors que la perméabilité rénale se montre conservée.

Ces dernières conclusions sont particulièrement intéressantes ; elles indiquent que les termes d'urémie et d'imperméabilité rénale ne doivent pas être considérés comme synonymes ; que l'intoxication ne suffit pas à elle seule à créer l'urémie, du moins l'intoxication d'origine rénale, car, comme le suppose l'auteur précédemment cité, d'autres organes que le rein peuvent, par leur insuffisance, concourir à la production des symptômes urémiques. Il est donc intéressant de rechercher dans le tableau clinique de l'urémie les symptômes qui relèvent de l'action toxique et ceux qui n'en dépendent pas. Cette sélection n'est pas, à vrai dire, aussi simple qu'elle le paraît. C'est ainsi que nous avons employé tous nos efforts à essayer de démontrer dans quelle mesure l'œdème rénal est sous la dépendance du système nerveux ; et pourtant, nous devons le reconnaître, l'action nerveuse est à elle seule tout à fait incapable de lui donner naissance ; l'œdème en effet manquait dans une de nos observations où il existait des lésions du plexus rénal. Le rôle de l'action nerveuse est de favoriser la production de l'œdème, en produisant des phénomènes congestifs, de déterminer ses localisations en différents points du corps.

La pollakiurie, les douleurs lombaires sont manifestement du domaine de l'action nerveuse ; il en est de même de la glycosurie intermittente. Quant à la polyurie et à la mort subite, nous avons insisté suffisamment sur la manière dont l'action nerveuse concourt à leur production pour qu'il soit inutile d'y revenir.

A côté de ces symptômes, se placent ceux qui résultent de l'action toxique :

Les troubles oculaires, subits, passagers, désignés sous le nom d'amblyopie toxique.

Les troubles de l'ouïe, bourdonnements d'oreilles;

Les troubles respiratoires, dyspnée toxique d'origine bulbaire;

Les troubles gastro-intestinaux;

Enfin et surtout les troubles cérébraux sous quelque forme qu'ils se présentent : convulsions, délire ou coma.

Encore ici, convient-il de faire remarquer avec FABRE que ces troubles cérébraux, avant d'être une manifestation de l'action toxique, peuvent n'être d'abord que des phénomènes purement congestifs ; témoins, les violentes crises de céphalalgie que présentent nombre de brightiques au début même de leur affection, crises que des épistaxis abondantes et répétées font pendant quelque temps disparaître. Pour FABRE(1), la saignée n'agirait utilement, dans les cas d'urémie cérébrale, qu'en décongestionnant les centres nerveux ; il nous semble que c'est méconnaître par trop les effets de l'intoxication urémique que d'émettre une telle affirmation.

La même restriction peut être faite au sujet des troubles respiratoires de l'urémie. Beaucoup de brightiques présentent des signes de congestion pulmonaire, « les bronchites albuminuriques » de LASSÈGUE, jusqu'au jour où éclate la crise de dyspnée toxique et fatale par action des substances toxiques sur le bulbe.

Il n'est pas enfin jusqu'aux accidents gastro-intestinaux des urémiques, vomissements ou diarrhée, qui ne peuvent

(1) FABRE, *Gazette des hôpitaux de Paris*, 1884.

être mis, au début, dans une certaine mesure, sur le compte d'un état congestif ou œdémateux des parois stomacales ou intestinales.

L'action nerveuse possède donc une part importante dans la pathogénie des accidents urémiques; comme nous le disions plus haut, elle ne remplace pas l'action toxique; elle s'y ajoute parfois, la favorise peut-être. Ce sont là deux facteurs importants dont le rôle méritait d'être bien mis en évidence ; notre plus grand désir serait d'y avoir réussi.

CONCLUSIONS

1. — Il est, dans la pathogénie des divers symptômes des néphrites, un facteur dont il n'a pas été jusqu'ici tenu assez compte : c'est l'action des nerfs rénaux participant au processus morbide du parenchyme rénal.

Il est établi, en effet, en pathologie, que les nerfs d'un organe participent aux maladies de cet organe et que cette participation donne lieu en clinique à certains symptômes.

L'irritation des nerfs rénaux est prouvée par l'examen histologique qui démontre l'existence de lésions dégénératives ou simplement irritatives des fibres nerveuses.

2. — L'œdème rénal, bien qu'étant de nature dyscrasique, est aussi un œdème nerveux réflexe : les cas d'hémianasarques consécutifs à des néphrites traumatiques en fournissent une preuve indiscutable. Cette action nerveuse permet seule d'expliquer le caractère de mobilité et les localisations de l'œdème sur un côté du corps ou une région spéciale, comme on l'observe parfois dans les néphrites.

Cette action nerveuse consiste en une action réflexe sur les centres vaso-moteurs.

Ce fait d'œdème réflexe n'est pas particulier au rein ; on a observé des cas où le point de départ du réflexe producteur de l'œdème était les nerfs pleuro-pulmonaires et le plexus nerveux utérin.

3. — La même irritation nerveuse peut expliquer encore par voie réflexe, les douleurs lombaires et la pollakiurie des brightiques ; elle intervient aussi dans la pathogénie de la polyurie et dans celle de la glycosurie intermittente ; peut-être, enfin, peut-on lui imputer certains cas de mort subite survenant au cours de la maladie de Bright.

4. — En regard des symptômes précédents qui relèvent en tout ou en partie de l'action nerveuse, il convient de placer ceux qui sont manifestement le résultat de l'intoxication urémique. En première ligne, se placent les troubles nerveux sous quelque forme qu'ils se présentent : convulsions, délire, coma, les troubles oculaires et auditifs, la dyspnée bulbaire d'origine toxique et enfin les troubles gastro-intestinaux. Il faut remarquer que l'action nerveuse peut cependant intervenir au début, en produisant des poussées congestives vers les centres nerveux, les poumons ou l'appareil digestif.

OBSERVATIONS

Les cinq premières observations sont dues à M. le professeur POTAIN; nous les avons trouvées résumées dans la *Gazette des hôpitaux*. 1883.

OBSERVATION I. — Contusion rénale unilatérale. — Néphrite traumatique. — Hémianasarque.

Il s'agit d'une femme ayant fait, il y a 14 ans, une chute sur la région gauche du rein. Elle fut prise à ce moment d'une douleur extrêmement vive au niveau de cette région et eut des hématuries; les urines étaient abondantes, les mictions douloureuses; pendant ce même temps, elle présenta du gonflement des membres et de la bouffissure de la face, surtout prononcée du côté gauche; le décubitus n'était pour rien dans cette particularité. L'anasarque disparut au bout de quelque temps.

L'année suivante, la malade fut reprise de douleurs lombaires du côté gauche, et l'anasarque réapparut avec la même prédominance à gauche que la première fois.

Depuis cette époque, la malade a toujours conservé un peu d'œdème à la jambe gauche.

En 1883, elle fut de nouveau reprise d'accidents semblables. Depuis sa chute, cause première de ces accidents, les règles deviennent de plus en plus abondantes et douloureuses. La dernière fois que les règles ont paru, elles ont été très diminuées, mais les douleurs de rein se sont accrues. Elle a été prise de dyspnée quelques jours avant son entrée à l'hôpital.

Les urines sont émises en petite quantité et foncées, elles se troublent à la chaleur, elles contiennent des sels en abondance et une petite proportion d'albumine.

OBSERVATION II. — Contusion rénale avec néphrite traumatique et hémianasarque.

Il s'agit d'un homme ayant fait une chute sur les reins, et surtout sur le rein droit. Il se produisit immédiatement un œdème de toute la moitié droite du corps. L'anasarque, bien que restant partiel, avait beaucoup augmenté les jours suivants. Il survint un érisypèle grave qui entraîna la mort.

Observation III.— **Contusion rénale. — Néphrite traumatique.**

Cette observation a trait à une femme qui présenta un anasarque très accentué, généralisé, mais beaucoup plus prononcé du côté gauche du corps que du côté droit. Cette femme avait eu, quelque temps avant, une contusion très violente de la région rénale gauche.

Observation IV. — **Contusion rénale. — Néphrite traumatique.**

On apporte à l'Hôpital de la Charité, dans le service du professeur Potain, un ouvrier plombier qui avait fait une chute pendant qu'il portait un gros tuyau de plomb, la région des reins ayant porté sur l'une des extrémités de ce tuyau. Il en résulta une contusion violente portant surtout sur la région rénale droite, qui fut bientôt suivie d'un anasarque du côté droit et d'albuminurie.

Observation V. — **Contusion rénale. — Néphrite traumatique.**

Cette observation a trait à un individu qui, à la suite d'une contusion sur le flanc droit, ayant été exposé au froid et à l'humidité, a vu survenir un gonflement œdémateux de la joue droite, envahissant graduellement les paupières, et une ophtalmie du même côté, le tout accompagné d'albuminurie.

Observation VI.— **Fracture de la colonne vertébrale au niveau de la 11e dorsale. — Contusion de la région lombaire gauche. — Albuminurie. — Œdème prédominant à gauche.**

(Observation résumée, tirée de la thèse de Veret. 1882.)

M. Dom..., 63 ans, entre à l'hôpital Saint-Antoine, le 5 décembre 1881, pour une chute d'une hauteur de 3 mètres sur la colonne vertébrale. — On constate une paraplégie avec anesthésie, de la rétention d'urine et des matières fécales et l'on diagnostique une fracture probable de la colonne vertébrale, au niveau de la XIe dorsale. — Pas de fractures de côtes. Au niveau de la région lombaire gauche, on constate une tumeur aplatie à contours peu nets, fluctuante, qui n'est autre qu'un épanchement sanguin sous-cutané.

A deux doigts au-dessous de la dernière côte, à un travers de main de la ligne épineuse, il existe un point très douloureux à la pression. Cette douleur profonde, spontanée, ne présente pas d'exacerbations. Il n'existe pas de lésions extérieures à ce niveau. Le cathétérisme pratiqué donne issue à 900 gr. d'urines claires, acides, albumineuses. — Régime lacté.

Le 7. — Œdème de la face, des paupières, de la partie dorsale des mains. — Obscurcissement de la vue, céphalalgie. — Tremblement des mains.

Vomissements bilieux et muqueux 5 fois dans la journée. Urines = Q = 1208 gr. jaunâtres, un peu louches ; 3 gr. d'albumine par litre. Pas de globules rouges, ni de cylindres.

Le 8. — L'œdème s'étend au devant des tibias ; surtout à la jambe gauche, aux malléoles (c'est-à-dire du côté contusionné). Il est très peu marqué au tronc. Agitation nocturne. Délire, céphalalgie, pas de fièvre. Urines : 1 litre 1/2. Albumine.

Le 9. — Vomissements, céphalalgie, délire. — Respiration accélérée. Douleur lombaire à gauche. Vue brouillée. Œdème palpébral disparu ; l'œdème persiste, quoique moins prononcé, aux autres régions. Urines : 900. = A = 39 1/2. Cylindres épithéliaux.

Le 10. — Un peu d'amélioration, douleur à gauche. Urines, 1200 gr.

Le 11. — Cauchemars. — Quelques convulsions dans les membres supérieurs. — Vue obscure. — Diminution de l'œdème, excepté à la jambe gauche. — Urines 1 litre 1/2. — A = 4 gr.

Le 12. — Délire — céphalalgie. — Vertiges, pas de fièvre. Urines : = 1200 gr. A = 5 gr. par litre.

Le 13 et jours suivants. — Fièvre. — Phénomènes médullaires.

Le 14. — Urines = 1 litre ; A = 4 g. Région lombaire peu douloureuse.

Le 15. — Urines foncées 1 litre 1/2 — A = 3 g.

Le 20 — Urines = 1 litre A b. = 1 g. Plus de douleurs rénales. L'œdème disparaît graduellement.

Le 24. — Plus d'amblyopie ; — plus d'albumine, plus de douleurs lombaires.

L'albumine n'a pas reparu jusqu'à sa mort, survenue le 8 avril 1882.

Observation VII. — **Anasarque prédominant à gauche. — Douleurs lombaires surtout à gauche. — Pollakiurie. — Bruit de galop. — Pas d'albuminurie.**

(Tirée de la thèse de Colleville (1), 1885)

B... Louis, 53 ans, tonnelier, entré le 20 juillet 1883, salle Saint-Louis, à l'hôpital de la Charité.

Pas d'antécédents morbides héréditaires ou personnels. Il était sujet aux refroidissements répétés. Un jour, le corps couvert de sueurs, il descendit à la cave et y séjourna pendant quelque temps. Le soir, il ressentit un malaise général et des douleurs lombaires assez violentes, avec prédominance bien marquée du côté gauche. Le lendemain, il éprouva encore une lassitude générale ; on lui fit remarquer que la face et surtout les paupières étaient un peu bouffies du côté gauche. Il n'entra à l'hôpital que deux jours après avec une anasarque assez abondante, prédominant surtout du côté gauche où la région lombaire est encore peu sensible à la pression. Interrogé sur la cause de cette particularité, il raconte très nettement qu'il avait laissé la porte de la cave ouverte, il se trouvait placé justement de telle façon qu'il présentait tout le côté gauche au courant d'air. Il fut même obligé d'aller fermer la porte, tellement cela le gênait.

Le membre supérieur gauche est très gonflé, surtout vers l'avant-bras et le dos de la main; sur l'autre bras, c'est à peine si le doigt y laisse une empreinte. Le membre inférieur gauche est plus enflé que le droit. Les deux paupières sont tuméfiées et présentent un bourrelet transparent. Bourrelet œdémateux et tremblotant de la région lombaire. Le cou est énorme ; le thorax et l'abdomen ne sont séparés par aucune ligne de démarcation bien appréciable. Il urinait très peu et l'urine ne renfermait pas d'albumine ; il se couchait sur le dos, ne reposant pas plus sur le côté gauche que sur le côté droit.

22 juillet. — Les urines sont devenues moins foncées et plus abondantes ; il a uriné un litre en 24 heures. En plus de son anasarque, on constate des râles sous-crépitants fins d'œdème pulmonaire aux deux bases. Au cœur, on entend un bruit de galop gauche

(1) Colleville. Essai sur quelques variétés d'anasarque sans albuminurie. Thèse de Paris, 1885.

bien net au lieu d'élection avec accentuation à la base du second bruit aortique. Pouls dur, vibrant, tendu. Interrogé sur ses antécédents, il répond qu'il n'a jamais eu d'œdème aussi étendu que cette fois, mais qu'il était souvent obligé de se lever la nuit pour uriner, surtout depuis quelques mois; il était sujet aux maux de tête, et lors qu'il se surmenait un peu ou bien lorsqu'il faisait un effort, il était pris d'une légère oppression ou de palpitations cardiaques.

25 juillet. — Il commence à devenir moins bouffi, l'urine augmente de quantité, elle s'élève au chiffre de deux litres à deux litres 1/2 : pas d'albumine ; au microscope, quelques cylindres hyalins et un certain nombre de cellules épithéliales.

26 juillet. — Deux litres 1/2 d'urines claires ; l'anasarque diminue ; le bruit de galop est moins net. Les râles sous-crépitants aux deux bases ont bien diminué. Régime lacté.

29 juillet. — L'œdème a disparu complètement sur la paroi thoracique et sur la paroi abdominale; peu de gonflement aux membres supérieurs ; pas d'albumine.

4 août. — Il ne reste plus qu'une très légère bouffissure des paupières et un peu d'œdème péri-malléolaire; deux litres à deux litres 1/2 d'urines.

Il reste en observation pendant un mois ; on n'a jamais trouvé d'albumine ; son œdème a complètement disparu.

OBSERVATION VIII. — **Néphrite parenchymateuse avec œdème prédominant à droite et rétinite du même côté.**

(Rapportée par le Dr BRUNET, de Tourcoing, in *Journal des sciences médicales de Lille,* avril 1884).

Il s'agit d'un homme de 53 ans, se plaignant depuis quelques jours d'un œdème ayant débuté par les pieds, actuellement généralisé, mais accentué surtout à la partie inférieure du corps.

Le malade n'a pas de fièvre; le pouls est petit, mais régulier à 80. A l'auscultation du cœur, on constate un premier temps un peu prolongé, mais pas de souffle.

Le malade tousse un peu et présente quelques râles sous-crépitants, surtout aux deux bases. — Pas de vomissements. Le malade n'accuse pas de douleurs dans les reins et affirme n'en avoir jamais ressenti.

Les mictions se répètent toutes les deux heures et fournissent 100 à 1200 grammes d'urines très albumineuses.

Enfin le malade se plaint d'une lourdeur de tête et de troubles de la vue à droite, l'ophtalmoscope révèle l'existence d'une rétinite albuminurique de ce côté ; la rétine du côté gauche est saine.

Six jours après, le 4 juin, l'œdème devient très manifeste à droite, et surtout sur le bras et la jambe.

La vue reste toujours très trouble pour l'œil droit.

18 juin. — Diminution progressive de l'œdème qui reste toujours plus accentué à droite qu'à gauche.

20 juin. — Le régime lacté ayant été abandonné depuis quelques jours, il se produit une récidive, et l'œdème réapparaît de nouveau avec toujours une prédominance du côté droit.

4 juillet. — L'œdème a presque complètement disparu. L'examen ophtalmoscopique montre une amélioration notable de la rétinite du côté droit. L'œil gauche continue à rester sain. Le régime lacté est de nouveau abandonné.

25 juillet. — L'œdème a disparu. La vue du côté droit redevient bien meilleure.

15 septembre. — L'albumine a complètement disparu des urines. La vue du côté droit est revenue à l'état normal.

A côté de cette observation, intéressante par une prédominance de l'œdème d'un côté et l'existence du même côté d'une rétinite, se place tout naturellement l'observation suivante, due au Dr Yvert.

Observation IX. — **Néphrite parenchymateuse avec rétinite gauche unilatérale chez un malade n'ayant qu'un seul rein situé à gauche.**

(Rapportée par le Dr Yvert, in *Recueil d'ophtalmologie* (1883, 3e série), *très résumée*).

Il s'agit d'un homme de 46 ans, entré à l'hôpital militaire de Philippeville, avec tous les signes d'une néphrite parenchymateuse. L'examen ophtalmoscopique révéla l'existence du côté gauche d'une rétinite albuminurique bien caractérisée, et une intégrité absolue de l'œil droit. Plusieurs examens successifs ne purent que confirmer sa première constatation ; l'œil continua à rester absolument sain.

Le malade mourut et, à l'autopsie, grande fut la surprise du

Dr Yvert quand il constata que son malade n'avait qu'un seul rein, situé à gauche, précisément du côté où il avait constaté la rétinite.

Observation X. — **Urémie. — Œdèmes. — Atrophie d'un rein. — Néphrite de l'autre côté. — Examen du plexus rénal.**

(Observation communiquée par M. le Dr Klippel.)

No.. Alexandre, 66 ans, bijoutier, entre le 6 novembre 1899, salle Saint-Bernard, à l'Hôtel-Dieu annexe, service de M. le Dr Klippel.

Antécédents personnels. — Le malade est un éthylique avéré; il dit n'avoir jamais eu la syphilis et n'en présente aucune trace apparente.

Vers l'âge de 22 ans, il aurait eu une crise de rétention d'urines qui se serait terminée par l'expulsion d'un gravier. Vers l'âge de 36 ans, il aurait été soigné à l'hôpital Cochin pour une deuxième crise de rétention, terminée spontanément par l'émission d'un calcul avec urines sales et purulentes. Il n'a jamais eu d'hématuries et paraît ne pas avoir eu de coliques néphrétiques.

Il n'a jamais souffert de sa vessie depuis sa deuxième crise de rétention.

Etat actuel. — Le malade entre à l'hôpital pour de la toux et des étouffements.

Aspect du malade. — La face est bouffie, les paupières sont légèrement œdématiées, le teint terreux, pâle. En découvrant le malade, on ne voit pas d'amaigrissement très marqué; au contraire les membres inférieurs sont légèrement augmentés de volume au niveau des pieds et de la partie inférieure des jambes qui sont œdématiées.

Appareil respiratoire. — Le malade se plaint de tousser, toux qui dure depuis des années, et d'une dyspnée assez intense depuis trois semaines. Les crachats sont épais, jaune verdâtre, purulents. La respiration est régulière, un peu rapide ; on compte 22 respirations à la minute ; elle n'est pas arythmique.

L'examen des poumons fait entendre des râles fins aux deux bases et de gros râles disséminés dans les deux poumons, mais sans qu'on puisse trouver un foyer de râles bien localisé. L'auscultation des sommets ne présente aucune modification de la respiration à ce niveau. A la percussion, légère submatité aux deux bases et en arrière. Le malade paraît donc avoir de la bronchite chronique avec une congestion assez marquée des deux bases. A ces lésions pulmonaires qui font entrer le malade à l'hôpital, s'ajoutent des symptômes qui permettent d'affirmer que les phénomènes pulmonaires sont secondaires et que, chez ce malade, la maladie porte surtout sur les reins.

Urines. — La quantité d'urines émises dans les 24 heures est de 500 grammes environ. C'est une urine de couleur foncée, non mousseuse, ne laissant aucun dépôt. Sa densité est de 1020.

L'addition d'acide azotique détermine l'apparition d'un disque d'albumine, peu épais, au-dessous duquel se voit un disque net d'uro-hématine.

Œdèmes. — L'œdème est léger, peu marqué à la face, il est très net au contraire au niveau des membres inférieurs où il ne dépasse pas la moitié inférieure des deux jambes. C'est un œdème blanc; la peau est tendue, lisse, blanche, la pression du doigt y détermine facilement le godet caractéristique.

Appareil cardio-vasculaire. — Le cœur paraît un peu hypertrophié ; il n'y a pas de tachycardie; l'auscultation ne fait entendre aucun bruit anormal.

Le pouls est petit, régulier, bien frappé, bat à 80; il ne paraît pas y avoir d'hypertension. Les artères sont légèrement indurées.

Appareil digestif. — Le malade n'a ni anorexie, ni vomissement. Il se plaint cependant de douleurs intenses dans l'abdomen, se produisant jour et nuit. Le ventre paraît augmenté de volume. Il n'existe pas de diarrhée. Le malade raconte cependant que parfois, après la défécation, il rend par l'anus quelques gouttes d'un liquide filant, épais comme de la gomme. Le foie, volumineux, déborde nettement les fausses côtes.

Système nerveux. — Les troubles nerveux sont très marqués, surtout les troubles cérébraux.

Le malade est somnolent et l'interrogatoire a quelque peine à le faire sortir de sa torpeur. Il répond avec difficulté aux questions qu'on lui pose et met un certain temps à donner ses réponses. La parole est lente, mais ne présente pas de troubles. La mémoire paraît très atteinte, et il est difficile de lui faire préciser la date et les circonstances de ses maladies antérieures. Cependant le malade ne présente pas de symptômes délirants; toutefois la veille au soir, il aurait eu du délire, mais délire calme, sans confusion mentale.

Il n'existe ni troubles moteurs, ni troubles sensitifs, sauf une céphalalgie assez intense, continue depuis quelques jours. Les réflexes rotuliens sont normaux. L'état général est assez satisfaisant, le malade a peu maigri. La température est de 37° 2.

Troubles sensoriels.— Ouïe. — A droite, surdité très marquée qui remonte à une chute que le malade aurait fait sur la tempe droite il y a huit ans.

Ni vertiges, ni bourdonnements d'oreilles.

Vue. — Il n'y a pas de diminution de l'acuité visuelle, les réflexes à l'accommodation et à la lumière sont conservés, quoique très diminués. Il existe un myosis très marqué des deux pupilles, surtout à droite.

Il n'y a pas de paralysie de la musculature externe de l'œil.

Traitement. —Régime lacté absolu. — Lactose, théobromine, ventouses sèches sur le thorax.

10 novembre. — L'état du malade est toujours le même. L'œdème des jambes persiste; il est légèrement douloureux; la quantité d'urine n'est que de 300 à 400 grammes. Les phénomènes cérébraux paraissent cependant améliorés; la torpeur est moindre; le malade est plus éveillé; la température est de 37.2.

14 novembre. — L'état s'est aggravé. Dyspnée intense; cyanose des extrémités et de la face. — Torpeur accentuée. — Urines : 100 gr. On pratique une saignée de 400 grammes et une injection de 250 cent. cubes de sérum artificiel.

17. — Amélioration assez nette surtout des phénomènes nerveux. Urines : 400 grammes.

20. — Nouvelle injection de 250 grammes de sérum.

22. — Etat comateux; anurie, œdème très marqué, ne remontant pas au-dessous des genoux. Pouls faible, nouvelle saignée de 250 grammes, suivie d'une injection de sérum de 450 grammes.

23. — Le coma est très marqué, la perte de connaissance est complète ; résolution musculaire sans paralysie. Température 37°.

Pas de rythme de Cheynes-Stokes ; la dyspnée est très intense; on perçoit des râles fins, sous-crépitants s'entendant jusqu'aux sommets. Le cœur est dilaté, battements faibles, mais réguliers ; pas de souffle.

Le myosis a disparu; la pupille est normale ; il y a perte du réflexe cornéen.

Mort le 24.

Autopsie. — L'autopsie est pratiquée le 25 novembre. Les deux reins sont très inégaux comme volume. La mensuration a donné les résultats suivants :

	Rein droit.		Rein gauche.
Hauteur....	6 cent, 5	—	13 centimètres.
Largeur....	3 cent. 2	—	7 —
Epaisseur..	5 cent. 5	—	1 —
Artères rénales (circonférence)			
	0 cent. 5	—	1 cent. 8
	Côté droit.		Côté gauche.
Uretères			
Circonférence.......	1 cent.	—	0 cent. 7
Epaisseur des parois..	0 cent. 31	—	0 — 1

Le rein gauche, dépouillé de sa capsule et de ses vaisseaux, pèse 230 grammes.

Le rein droit, avec une partie des vaisseaux et de l'uretère et avec sa capsule, pèse à peine 30 grammes.

L'uretère droit est imperméable à partir de 10 centimètres du bassinet. Le bassinet droit est relativement beaucoup plus volumineux que le gauche, mais cette différence tient surtout à ce que les parois du bassinet droit sont beaucoup plus volumineuses que les parois du bassinet gauche.

Rein droit; la largeur de la substance rénale sur une coupe ne mesure pas plus de 1 millimètre.

Rein gauche; la capsule enlevée avec facilité, le rein apparaît bosselé, irrégulier. Il est congestionné. Les deux substances ne se distinguent pas facilement; la vessie est saine, la prostate est considérablement hypertrophiée.

Appareil circulatoire. — Cœur rempli de caillots fibrineux. Le myocarde est flasque. La paroi du ventricule gauche est fortement hypertrophiée. Il n'existe pas de lésions valvulaires du cœur droit. La mitrale présente une ou deux plaques irrégulières de 1 à 2 millimètres. Le pourtour de l'orifice aortique est criblé de plaques athéromateuses; il existe deux ou trois plaques sur les sigmoïdes qui sont cependant souples dans le reste de leur surface. La crosse de l'aorte est dilatée, athéromateuse. Il en est de même de l'aorte thoracique, de l'aorte abdominale, des artères iliaques, des gros vaisseaux du cou, des artères rénales spléniques, du trou basilaire. Sur l'aorte abdominale, il existe un foyer athéromateux, ouvert, cratériforme.

Appareil respiratoire. — Les poumons sont congestionnés, sans hépatisation aux bases. Dans le reste de leur étendue, ils présentent un œdème considérable.

Appareil digestif. — L'estomac est dilaté, la muqueuse est congestionnée; pas d'ulcération. Le pylore est épaissi, d'apparence squameuse.

Foie muscade avec prédominance de lésions graisseuses. Pancréas très congestionné. Rate très congestionnée. Capsules surrénales normales.

Le cerveau est œdématié.

Examen histologique du plexus rénal (note de M. Klippel). — Il n'existe aucune lésion dégénérative dans le plexus du côté du rein atrophié; mais les tubes nerveux ont paru plus grêles que normalement. On peut donc conclure qu'il existe une atrophie simple peu prononcée sans lésions dégénératives actuelles.

Observation XI. — **Néphrite interstielle – Polyurie, pollakiurie = mort par urémie.— Lésions du plexus rénal.**

Mol... Julien, 42 ans, peintre en bâtiments, entre le 23 octobre 1898, salle Saint-Raphael, service de M. le Docteur Klippel à l'Hôtel-Dieu annexe.

Antécédents héréditaires. — Mère en bonne santé ; père mort en trois semaines d'une fluxion de poitrine à 58 ans.

Antécédents personnels. — Le malade a eu deux fois la fièvre typhoïde, la première à seize ans, la seconde à dix-sept ans, avec un intervalle de santé parfaite entre les deux atteintes .

Il se plaignait de maux de tête peu fréquents.

État actuel.— Le malade présente tous les signes du saturnisme : liseré ardoisé des gencives, teint pâle anémique ; il a eu des coliques de plomb. Il est de plus fortement artério-scléreux ; les battements du cœur sont énergiques, claqués, et le malade a fréquemment des douleurs à la région précordiale. Il n'existe pas de bruit de galop bien net.

Le pouls radial est dur, bondissant ; les artères radiales donnent la sensation du « tuyau de pipe ».

On constate des deux côtés de la poitrine des signes de bronchite chronique et d'emphysème. Le thorax est en barillet. L'expectoration est d'abondance modérée, muco-purulente ; le malade se plaint d'étouffements. Le malade présente une polyurie assez considérable :

3 à 5 litres d'urines par jour; il a de la pollakiurie, il se lève toutes les nuits pour uriner.

Urines.— L'urine est claire, sans aucun dépôt, faiblement mousseuse. La chaleur et l'acide nitrique ne déterminent pas de précipité albumineux ; mais on constate un disque très net d'uro-hématine.

Le malade ne présente pas d'œdèmes.

La céphalalgie est constante ; le prurit est fréquent, semblable à celui occasionné par les cheveux sur la peau. Il existe des troubles de la vue, de l'amblyopie ; pas de bourdonnements d'oreilles.— On constate de la cryestésie, des crampes, etc..., en un mot tous les petits signes du brightisme.

15 novembre. — La maladie évolue avec des alternatives d'aggravation et de rémission ; vers cette époque, il y a une véritable crise d'urémie respiratoire qui dure deux jours : dyspnée intense, *sine materia*, car les signes de bronchite chronique ne se sont pas aggravés.

15 décembre. — Même état.

15 janvier. — Même état.

28 janvier 1900. — Le malade fait brusquement de l'urémie cérébrale et tombe dans un côma de plus en plus profond.

Saignée et sérum sont impuissants à tirer le malade de cet état et il succombe le 30 janvier.

L'autopsie complète n'a pu être faite : seuls les reins ont pu être extraits par le périnée, non sans difficulté. Les reins sont un peu diminués de volume, leur surface est granuleuse et la capsule se décortique difficilement. A la coupe, on constate l'existence de kystes multiples de grosseur variable, dont l'un atteint le volume d'une noisette. La substance corticale est fortement atrophiée.

Examen du plexus rénal. — On constate de l'hyperhémie marquée avec çà et là des faisceaux comprenant quatre ou cinq fibres en dégénérescence, tandis qu'à côté il y a des fibres saines.

Observation XII. — **Bacillose. — Néphrite. — Œdèmes. — Lésions du plexus rénal.**

(Communiquée par M. le docteur Klippel.)

Tard... Pierre, âgé de 39 ans, entre le 29 septembre 1899, salle Saint-Bernard à l'Hôtel-Dieu annexe, service de M. le docteur Klippel.

Antécédents personnels. — A eu la coqueluche à l'âge de 15 ans; à la suite de cette maladie il toussa pendant presque un an pendant equel il ne put travailler.

A 19 ans, érisypèle du côté droit de la face ; à 20 ans, nouvelle atteinte d'érisypèle.

A 21 ans, l'érisypèle réapparut à la suite d'un traumatisme portant sur la joue ; l'œil a été congestionné, il paraît y avoir eu de la suppuration.

Au mois de mai 1897, maladie infectieuse (?) difficile à préciser ; il a été soigné à l'hôpital pour une bronchite grave.

Vers la même époque, le malade s'aperçoit, le soir, que ses jambes enflent, et ne se souvient pas qu'à ce moment on ait analysé ses urines. Les deux jambes ainsi que le scrotum furent œdèmatiés ; l'œdème disparut par le repos.

Etat actuel. — Le malade entre à l'hôpital pour des étouffements survenant pendant la marche; il se plaint en même temps de constipation avec ténesme.

Poumons. — Le malade est nettement bacillaire ; on constate en avant et en arrière des signes cavitaires du côté droit ; du côté gauche, la bacillose est moins avancée.

Cœur. — Il est hypertrophié ; les battements sont assourdis et réguliers ; on n'entend pas de souffle.

Le pouls est irrégulier, bondissant.

Le foie est douloureux et déborde de deux travers de doigt les fausses côtes.

La rate est un peu grosse.

Urines. — Très peu abondantes, 100 grammes environ.

De couleur très foncée ; très fortement albumineuses.

1 octobre. — Le malade présente des accidents d'asystolie ; les battements du cœur sont précipités et sourds, le faciès est congestionné ainsi que les mains et les ongles. La dyspnée est très marquée et oblige le malade à rester sur son lit.

7 octobre. — La dyspnée a disparu ; l'état général est meilleur.

Le cœur présente le rythme fœtal très nettement.

Malgré cette amélioration, le malade succombe le 11 octobre.

L'autopsie est pratiquée le 12 octobre 1899.

Sujet gras et bien musclé.

A l'ouverture de la cavité abdominale, il s'écoule environ un litre de liquide citron. L'intestin est sain, l'appendice est remarquablement long.

L'estomac ne présente rien d'anormal.

Le foie est énorme, fortement congestionné et gras.

Le pancréas est volumineux, dur.

Les reins sont volumineux, congestionnés, avec des stries graisseuses; ils se décortiquent bien.

Les deux ganglions semi-lunaires sont sains à l'œil nu.

La rate est volumineuse, congestionnée; les capsules surrénales sont saines.

Poumon gauche, rien à signaler. Poumon droit, il existe une caverne au sommet; dans le reste, on trouve quelques tubercules. La plèvre est épaissie, très adhérente à la paroi.

Le cœur est hypertrophié et dilaté; les valvules des divers orifices artériels et auriculo-ventriculaires sont souples et transparentes. La valve gauche de la mitrale est adhérente à la paroi.

Le myocarde est congestionné; l'aorte est dilatée.

Des coupes pratiquées sur le cerveau, le cervelet, le bulbe ne montrent aucune lésion macroscopique de ces organes.

Examen des plexus rénaux (note de M. le Dr KLIPPEL).

Dissociation des nerfs après séjour dans l'acide osmique au 1/100. — On constate une atrophie des tubes nerveux à myéline. Ceux qui restent présentent des lésions du premier et surtout du second degré de la fragmentation de la myéline. On distingue des amas de boules et de granulations et, entre ces amas, les gaînes vides rétractées. — Fragmentation en bloc là où ils sont arrondis sur leurs bords, aucune lésion. En d'autres points, la fragmentation paraît artificielle.

En tous cas, il y a des lésions profondes des tubes grêles, d'autres en voie de destruction, d'autres peu considérables.

OBSERVATION XIII.— **Néphrite interstitielle — Polyurie, pollakiurie, tachycardie intermittente et glycosurie intermittente. — Lésions du plexus rénal.**

(Rapportée par M. le Dr KLIPPEL, in *Gazette hebdomadaire de médecine et de chirurgie*)

Il s'agit d'un malade de 40 ans, sujet névropathique; ce malade présente du tremblement datant de l'enfance, de la polyurie, de la tachycardie intermittente, sans que le pouls soit irrégulier à aucun moment. On constate une légère hypertrophie cardiaque gauche, sans ectasie droite.

L'analyse des urines décèle une faible quantité d'albumine et à de rares intervalles de la glycosurie.

Le malade a de fréquents besoins d'uriner, et présente même de l'incontinence quand la miction est retardée. On ne constate pas d'œdèmes.

Il n'existe aucun symptôme de maladie nerveuse organique ou de névrose spéciale.

La mort survint après un accès de tachycardie suivi de ralentissement du pouls, sans qu'on pût constater une lésion organique autre que la néphrite.

L'autopsie, suivie d'un examen histologique complet des centres nerveux, ne révéla de ce côté que de légères altérations de caractère banal en dehors des lésions constatées au niveau du plexus rénal.

Il existait une légère hypertrophie cardiaque gauche, pas de lésions artérielles de grande valeur.

Les deux reins étaient petits, atrophiés, à surface irrégulière, parsemée de quelques petits kystes. La substance cardiale était réduite à 1 millimètre 1/2. Au microscope, la sclérose rénale apparaissait avec les caractères habituels dans les néphrites très intenses.

Plexus rénal. — On constate des lésions inflammatoires et dégénératives des fibres nerveuses avec hyperthermie vasculaire.

Observation XIV. — Néphrite avec albuminurie. — Lésions du plexus rénal.

(Relatée par M. Klippel, in *Gazette hebdomadaire de médecine et de chirurgie*).

Cette observation a trait à un malade présentant une proportion assez considérable d'albumine dans les urines ; il n'existait pas de glycosurie. — L'œdème avait débuté par les membres du côté droit, puis, quelque temps après, l'œdème apparut du côté gauche.

Les douleurs spontanées ou provoquées ont toujours été plus vives à droite qu'à gauche dans la région lombaire. L'œdème devenu permanent aux membres a pour ainsi dire épargné la face.

Dans les jours qui ont précédé la mort, il y a eu une paralysie des quatre membres que nous avons attribuée aux lésions des nerfs périphériques provoquées par l'œdème. L'autopsie confirma le diagnostic de mal de Bright parenchymateux, en montrant l'existence de deux gros reins blancs. Il n'existait pas d'affection cardiaque. L'examen des plexus rénaux révéla des lésions irritatives et de dégénérescence des fibres nerveuses.

Observation XV. — Néphrite interstitielle et œdèmes. — Albuminurie et glycosurie transitoires. — Polyurie.

(Tirée de la thèse de Gaume, 1889.)

L... Charles, 38 ans, professeur, entré le 20 novembre 1888 à l'hôpital Lariboisière, service du professeur Bouchard, pour de la céphalalgie, de la dyspnée, un léger œdème des membres inférieurs. Pas d'antécédents héréditaires à signaler.

Comme antécédents personnels, syphilis à 23 ans, soignée par des préparations mercurielles et l'iodure.

En 1884, il fut soigné à la Pitié pour de la dyspnée, des palpitations. Œdème surtout marqué à la face, aux membres supérieurs, au tronc, léger aux membres inférieurs. Urines rares, très épaisses, pas d'albumine. Il sortit guéri au bout de trois semaines.

En 1885, nouvelle atteinte à Poitiers ; remis au bout de deux mois.

En 1886, nouveau séjour à la Pitié dans le service de M. Brouardel ; œdèmes plus tenaces, urines rares, pas d'albumine.

Depuis cette époque, il est faible, amaigri ; douleurs à intervalles assez rapprochés.

Il y a un mois, les douleurs lombaires deviennent plus vives, en même temps que la céphalalgie augmente. Insomnie, bourdonnements d'oreilles, amblyopie, soif vive (4 à 5 litres par jour). Polyurie intense ; il y a huit jours, apparaît de l'œdème aux membres inférieurs, de la dyspnée et le malade entre à l'hôpital.

Etat actuel. — Malade amaigri, faciès bouffi, léger œdème des paupières inférieures et des joues ; un peu d'œdème des membres inférieurs.

Hypertrophie notable du cœur. Lignes d'insuffisance aortique ; pouls de Corrigan, 92 par minute ; pas d'irrégularité. Artères radicales un peu athéromateuses. Râles sibilants et ronflants, peu abondants. Foie un peu augmenté de volume et douloureux. Appétit augmenté, soif vive. Urines abondantes, claires et peu colorées ; pas de sédiments sur les parois du vase. On constate une albuminurie assez abondante et une glycosurie légère par la liqueur de Fehling.

Le lendemain, la glycosurie a disparu, l'albumine a diminué. Urines = 4 litres en 24 heures.

Les jours suivants, la quantité d'urines tombe à 3800, 3400; pas d'albumine; elle tombe progressivement jusqu'à 1800 grammes.

Le mieux s'accentue de plus en plus.

Observation XVI. — **Mal de Bright. — Albuminurie. — Pollakiurie. — Polyurie intense. — Polydipsie.**

(Tirée de la thèse de Gaume, 1889.)

Sib.... Léonie,37 ans, entrée,le 3 novembre 1888, dans le service du professeur Bouchard, à l'hôpital Lariboisière.

Pas d'antécédents héréditaires à signaler.

Antécédents personnels. — Soignée en 1883 pour des douleurs dans le bras gauche et de l'albuminurie, et en 1884 pour des douleurs dans les membres, de la céphalalgie, de l'albuminurie.

En 1885, albuminurie. — En 1886 et 1887, rien à signaler. — En 1888, sensation de doigt mort, bourdonnements d'oreilles, amblyopie, mouches volantes, céphalalgie, pollakiurie.

Il y a deux mois, elle constate que la quantité des urines augmente beaucoup, surtout pendant la nuit; puis elle a une poussée d'urticaire pour laquelle elle fut mise au régime lacté et prit de l'extrait thébaïque. Dyspnée, douleurs lombaires, céphalalgie.

Etat actuel. — 7 novembre. — La malade, amaigrie, se plaint de douleurs très vives dans les reins; toute la région lombaire est douloureuse à la pression.

Urines. — Quantité : 8 litres par 24 heures ; claires, limpides, très peu colorées, contiennent de l'albumine, pas de sucre, quelques cylindres granuleux.

Le foie est assez volumineux et un peu douloureux à la pression.

Cœur peu hypertrophié ; pas de bruit de galop; pouls normal. Rien du côté des poumons.

Langue légèrement saburrale. — Polidypsie. — Anorexie. — Constipation. — Régime lacté et iodure de potassium 0. gr. 50.

8 novembre. — Urines = 7 litres; alb. =0 gr. 50 cent. par litre.

15. — Douleurs lombaires un peu moins vives.

Analyse des urines :

Quantité = 7125 c. cubes.
Densité = 1005.
Réaction = neutre.
Urée = 5 gr. 512 par litre, soit 27 gr. par jour.
Acid. phosph. = 0.2 951 par litre, soit 2.102 gr. par jour.
Albumine = 0.75 par litre.
19. — Extrait de valériane.
25. — Urines = 3 litres.
4 décembre. — Urines = 5 litres 1/2. — Alb. = 0 gr. 25.
5 décembre. — Urines = 5 litres 450.
7 décembre. — On supprime l'extrait de valériane.
10 décembre. — Urines = 4 litres 1/2.
15 décembre. — Urines = de 4 à 5 litres.
20 décembre. — Urines = 8 litres 1/2. — Alb. = 0,50 cent. par litre.
28 décembre. — Urines = 4 litres.
2 janvier. — La quantité d'urines tombe, sans que l'on institue de nouveau traitement, à 2 litres 500, puis à 2 litres avec 0 gr. 50 cent. d'albumine.

Observation XVII. — **Néphrite avec albuminurie. — Œdème prédominant du côté gauche, très accentué au prépuce.**

X... 50 ans, entre à l'Hôtel-Dieu annexe, salle Saint-Bernard, le 6 janvier 1900 pour de l'essoufflement et parce qu'il a les jambes enflées. Rien d'important à signaler dans ses antécédents morbides. Il a le faciès légèrement bouffi. A la jambe gauche, on constate un œdème assez accentué au niveau de la face interne du tibia ; le doigt y forme le godet caractéristique ; du côté droit, l'œdème est à peine sensible. Par contre, le prépuce est considérablement infiltré ; il n'existe pas d'écoulement urétral.

Le malade dit avoir souffert dans la région lombaire ; et il accuse encore parfois de ces douleurs qui seraient plus fortes dans la région lombaire gauche.

Depuis un temps qu'il est difficile de préciser, le malade est obligé de se lever plusieurs fois la nuit pour uriner.

La quantité des urines émises varie entre 1 litre et 1 litre 1/2. Elles sont assez fortement albumineuses (4 gr. au tube d'Esbach) ; elles ne renferment pas de glycose.

Le cœur paraît légèrement hypertrophié : on ne constate pas de bruit de galop bien net. Le pouls est plein, rapide, 70 à 80 ; les artères sont peu athéromateuses.

L'auscultation des poumons décèle la présence de râles fins de congestion pulmonaire aux deux bases : la dyspnée est peu accentuée. Il n'existe pas de troubles de la vue, ni de l'ouïe : aucun signe d'urémie. Pas de troubles digestifs.

Traitement. — Ventouses sèches.

Régime lacté avec 50 gr. de lactose par litre. Les jours suivants, l'œdème diminue à la jambe gauche : le prépuce est moins œdématié, le malade peut découvrir le gland et l'on constate qu'il n'existe pas traces de lésions chancreuses qui auraient pu expliquer cette infiltration.

La quantité d'albumine s'abaisse à 2 gr. par litre : le malade demande à sortir.

Observation XVIII. — **Néphrite chronique avec albuminurie abondante. — Polyurie. — Absence d'œdème.**

H... 53 ans, marchand ambulant, entre le 20 janvier 1900 salle Saint-Raphaël à l'Hôtel-Dieu annexe, service de M. le docteur Klippel.

Le malade raconte qu'il a été soigné il y a environ 10 ans pour de l'albuminurie ; on aurait constaté aussi à ce moment de la glycosurie ; nulle part il n'a jamais présenté trace d'œdème.

Actuellement le malade entre à l'hôpital parce qu'il se sent affaibli ; il tousse et se plaint d'oppression.

Il présente un faciès amaigri et pâle.

On ne constate d'œdème ni sur les membres supérieurs ou inférieurs, ni sur la région génitale. Pas de bouffissure de la face ni des paupières.

Le malade accuse quelques douleurs lombaires ; il se plaint de sensations de froid, de fourmillements dans les doigts et de maux de tête. Il se lève plusieurs fois la nuit pour uriner.

Les urines sont très abondantes ; leur quantité varie de 4 à 5 litres par 24 heures. Elles sont claires, sans dépôt, mousseuses et contiennent une forte proportion d'albumine, 5 grammes environ au tube d'Esbach. On n'y décèle aucune trace de glycose.

L'auscultation du cœur révèle la présence d'un bruit de galop, et un second temps claqué à la base.

L'auscultation des poumons montre seulement quelques sibilances disséminées dans toute l'étendue de la poitrine avec quelques râles de congestion aux deux bases.

Le malade n'accuse pas de troubles visuels ou auditifs.

L'appareil digestif paraît en bon état.

Traitement. — Régime lacté.

15 février. — Le malade se sent amélioré; la quantité des urines reste à 3 ou 4 litres par 24 heures.

L'analyse démontre que l'albumine a beaucoup diminué; 0, 50 centigrammes par litre ; pas de glycose.

Le malade ne présente toujours pas trace d'œdème.

Observation XIX. — **Contusion lombaire droite.— Albuminurie. Légère polyurie.**

(Résumée in thèse de Véret)

Le nommé Gamb... A, 34 ans, entre à l'hôpital le 22 septembre. Quelques jours avant, il a reçu sur la région lombaire une malle tombée de sa voiture pendant qu'il était baissé. Il se plaint d'une violente douleur au niveau de la région lombaire droite. La douleur est surtout intense à la pression, au niveau de la région rénale. De plus il a remarqué qu'il était forcé depuis sa chute de se lever quatre ou cinq fois la nuit pour uriner. Aucun signe de fracture de côte, du rachis ou du bassin. — Application de ventouses.

Le 23. — Urines = 3500 grammes, léger nuage d'albumine, pas de sucre.

Le jour suivant, *24.* — 3000 gr. d'urines : pas d'œdème, pas de polydipsie, pas de douleurs en urinant.

Régime lacté absolu.

Le 25. — Urines = 2700 gr.

Le 26. — Urines = 3200 gr. pas de sucre.

Le 27. — 2500 gr. — Suppression du régime lacté.

Le 28. — Plus d'albumine.

Les jours suivants, la quantité d'urines varie entre 2 litres et 1500 gr.

Le malade sort guéri le 10 octobre.

Observation XX. — **Contusion rénale. — Polyurie** (Véret).

B... (E.), chute sur la région lombaire droite. — Douleur intense au niveau de la région rénale droite. Pollakiurie nocturne.

Urines. — Quantité : 3 litres 500.

Observation XXI. — **Néphrite avec albuminurie chez un bacillaire. — Polyurie intense.**

(Tirée de la thèse de David. — Contribution à l'étude de la polyurie prétuberculeuse. — Paris, 1895; *résumée*).

Malade âgé de 26 ans, entré à la Pitié le 6 janvier 1892, dans le service du Docteur Robin.

Antécédents. — Variole, bronchites, hémoptysie.

Actuellement, présente à l'auscultation les signes d'induration des sommets des deux poumons.

Polyurie à 12 litres. D = 1003. Une première miction a été fortement teintée de sang. — Un peu d'albumine.

Bruit de galop à la pointe du cœur. Pouls à 80. Température à 41. 5.

Soif très vive.

Du 23 janvier au 1er février : la quantité d'urine varie entre 16 et 18 litres.

1er février. — Urines : Q = 15 litres. D = 1003.

Douleurs à la région lombaire gauche, s'irradiant vers le testicule.

26 février. — Urines, 25 litres.

Température 38. 8 le matin, 40.9 le soir.

La quantité d'urine diminue peu à peu et tombe à la fin de mars à 6 litres, au mois d'avril à 5 et 4 litres.

Le malade sort le 13 mai. Quantité d'urines : 5 litres 550.

Observation XXI. — **Tuberculose pulmonaire; pneumothorax du côté droit, sueurs localisées du côté droit et œdème du même côté.**

(Publiée par M. le Dr Hervouet dans le *Journal de médecine de l'Ouest*, 1885.)

M. M... âgé de 30 ans, tailleur, a maigri et a vu ses forces diminuer depuis un an environ.

26 septembre. — Je le vois pour la première fois le 26 septembre et constate les signes d'un hydro-pneumo-thorax, siégeant à droite et dont l'apparition remonte probablement à plusieurs jours. Le malade dit en effet avoir ressenti, il y a quelques jours, une vive douleur du côté droit ; en même temps, il a remarqué qu'à partir de ce moment les sueurs, qui étaient assez abondantes sur tout le corps se localisèrent sur le côté droit et y prédominèrent d'une façon évidente.

A l'auscultation, on constate à droite du souffle amphorique; à la partie supérieure du poumon, on ne perçoit rien: ni bruits normaux, ni anormaux. A gauche, on trouve des signes de tuberculose assez avancée. Le cœur présente un souffle assez rude au deuxième bruit, sur le bord gauche du sternum, entre le troisième espace et la partie inférieure du sternum; ce souffle ne s'entend pas à la région aortique, se perçoit à peine à la pointe; il n'a pas de propagation axillaire. Etat général mauvais, maigreur extrême, voix enrouée, toux fréquente, pas de diarrhée.

9 octobre. — Les sueurs ont beaucoup diminué; mais le malade fait remarquer que les parties qui étaient le siège de la diaphorèse sont maintenant enflées.

En effet, un œdème fort accusé se voit sur le côté droit de la face et même du front, sur le bras droit, sur le côté droit de la poitrine et enfin sur le membre inférieur droit. Cet œdème est très prononcé; il n'a pas besoin d'être cherché. La main et le pied sont surtout très gonflés. Ce n'est pas un œdème dur; on déprime facilement la peau avec le doigt qui y laisse son empreinte.

25 octobre. — Depuis plusieurs jours déjà, l'œdème s'est dissipé à la face, il a un peu diminué au bras et à la jambe. Sur ces membres, il passe par des alternatives d'atténuation et d'aggravation. Lorsque le malade met les jambes dans une position déclinée, lorsqu'il s'assied, par exemple, sur le bord de son lit, le gonflement du pied s'accentue comme dans les hydropisies ordinaires. Sur le côté droit du thorax, l'œdème reste toujours le même, sans alternatives. Les sueurs ont à peu près complètement disparu depuis un certain temps, peut-être en partie sous l'influence de l'agaric; l'atropine n'avait produit aucun effet.

27 octobre. — Diarrhée combattue par l'élixir parégorique et le sous-nitrate de bismuth. — L'œdème, sensiblement diminué, ne se voit plus qu'à la main, au pied et au côté.

31 octobre. — Il n'y a plus de diarrhée et l'œdème tend à disparaître.

6 novembre. — L'œdème a complètement disparu. L'état général s'aggrave.

INDEX BIBLIOGRAPHIQUE

BARTELS. — Maladies des Reins. Traduction française avec additions de Raphael LÉPINE.

BERNARD (Claude). — Leçons sur les propriétés physiologiques et les altérations pathologiques des liquides de l'organisme. Paris, 1859.

BERNARD (Léon). — Les fonctions du rein dans les néphrites chroniques, in *Presse médicale*, 17 février 1900.

BLOCH. — Contusion du rein. Thèse de Paris, 1873.

BONVALOT. — De la mort subite dans les lésions de l'utérus. Thèse de Paris, 1891.

BROUARDEL. — La mort et la mort subite, 1895.

BROWN-SÉQUARD. — *Archives générales de médecine*, 1856, 5e série.

BRUNET (de Tourcoing). — Néphrite parenchymateuse avec œdème prédominant à droite et rétinite du même côté, in *Journal des sciences médicales de Lille*, 1884.

CAILLART. — De la mort subite dans les affections laryngées et bronchiques. Thèse de Paris, 1891.

CHARRIN. — Etiologie du mal de Bright; pathogénie des accidents. Clinique de l'Hôtel-Dieu, in *Revue générale de clinique et de thérapeutique*. Paris, 1895.

COLLEVILLE. — De l'anasarque sans albuminurie. Thèse de Paris, 1885.

COURTOIS-SUFFIT. — Œdème aigu de la peau, in *Gazette des hôpitaux de Paris*, 30 août 1890.

DEBOVE ET CAPITAN. — Note sur la mort subite dans les néphrites interstitielles. *Union médicale*. Paris, 1880.

DEBOVE ET RÉMOND. — *Société médicale des hôpitaux*. Paris, 1891 et 1892.

DIEULAFOY. — La mort subite dans la fièvre typhoïde. Thèse de Paris, 1867.

FABRE (de Marseille). — De l'action multiple des néphrites sur le cœur et par le système vaso-moteur sur la circulation capillaire. *Gazette des hôpitaux de Paris*, 1884.

FRANK (François).—Article grand sympathique in *Dictionnaire encyclopédique*.

GARRIGUES. — De la polyurie hystérique. Thèse de Paris, 1888.

GRAINGER-STEWART. — A practical Treatise on Brigh'ts Diseases of the Kidneys. Edinburgh, 1871.

GUESDRON (André). — De la pollakiurie dans le mal de Bright. Thèse de Paris, 1882.

HÉNOUILLES et BEUGNIES-CORBEAU. — Influence du système nerveux sur les glandes rénales. *Annales des maladies des organes génito-urinaires*, 1888.

HERVOUET (de Nantes). — Un cas d'œdème unilatéral. *Journal de médecine de l'Ouest*. Nantes, 1885.

HOLBROOK. — Lectures of the Nerves of the Kidney. *Microscopical Society of New-York*. 1883.

JACCOUD. — De l'humorisme ancien comparé à l'humorisme moderne. Thèse d'agrégation, 1863.

KLIPPEL. — Rôle et lésions du plexus rénal dans les néphrites *Gazette hebdomadaire de médecine et de chirurgie*, 13 mai 1897.

LAFFONT (Marc). — Recherches expérimentales sur la glycosurie considérée dans ses rapports avec le système nerveux). Thèse de Paris, 1880.

LANCEREAUX. — De la polyurie. Thèse d'agrégation, 1869. — Article Néphrite in *Dictionnaire encyclopédique*.

LÉCORCHÉ. — Etudes médicales faites à la Maison municipale de santé.

LEGROUX. — Article Œdème du *Dictionnaire encyclopédique*.

LEWASCHIEW. — Recherches expérimentales sur l'influence du système nerveux sur la production des lésions vasculaires. *Revue des sciences médicales*, 1884.

MARTIN (André). — Contribution à l'étude de la polyurie chez les cardiaques. Thèse de Paris, 1899.

MATHIEU et WEILL. — Œdèmes névropathiques. *Archives générales de médecine*, 1885.

NUEL. — Article Vaso-moteurs du *Dictionnaire encyclopédique*.

ODIN (J.). — Contribution à l'étude des néphrites dans leurs relations avec les contusions du rein. *Loire médicale*. Saint-Etienne, 1891.

POTAIN. —Leçon clinique de l'hôpital Necker. *Journal de médecine et de chirurgie pratiques*, novembre 1881.

— Des anasarques de cause nerveuse, *Gazette des hôpitaux*. 1882.

— Des anasarques unilatérales consécutives aux contusions du rein. *Gazette des hôpitaux*, 1883.

— Pathogénie des troubles circulatoires dans le mal de Bright. *Union médicale*, février 1888.

— Clinique médicale. Des œdèmes nerveux et arthritiques. *Bulletin médical*, 10 janvier 1897.

RANVIER. — *Comptes-rendus de l'Académie des sciences*, 1869.

RATHERY. — De la pathogénie de l'œdème. Thèse d'agrégation, 1872.

RACLE. — De la glycosurie. Thèse d'agrégation, 1863.

RENDU. — Pathogénie des néphrites. Thèse d'agrégation, 1878.

ROGER et JOSUÉ. — Pathogénie de l'œdème. *Comptes-rendus de la Société de Biologie*, 27 juillet 1895.

STRUBING. — Œdème angioneurotique. *Zeitschr. fur klin. Méd.* Berlin, 1885.

VERET. — Des troubles de la sécrétion urinaire consécutifs aux contusions lombaires et abdominales. Thèse de Paris, 1882.

VULPIAN. — Leçons sur l'appareil vaso-moteur, tome I.

WEILL. — Œdèmes périphériques d'origine nerveuse. Thèse de Paris, 1884.

YVERT. — Cas rare de rétinite albuminurique unilatérale. *Recueil d'ophtalmologie*, Paris, 1883, 3e série.

TABLE DES MATIÈRES

Poitiers. — Imprimerie Blais et Roy, 7, rue Victor-Hugo, 7.

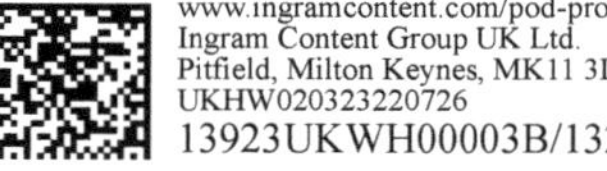

www.ingramcontent.com/pod-product-compliance
Ingram Content Group UK Ltd.
Pitfield, Milton Keynes, MK11 3LW, UK
UKHW020323220726
13923UKWH00003B/1329